仏教と看護

藤本浄彦
佛教大学文学部教授
Kiyohiko Fujimoto

藤堂俊英
佛教大学文学部教授
Toshihide Todo

法藏館

まえがき

インドの仏教教団（サンガ）における生活規定を集録した律（ヴィナヤ）には、同行の善知識（カルヤーナ・ミトラ。善友）が病に伏した場合、あらゆる手段を尽くして看病すべきであるという看病人法が制定されている。そこには「治病比丘」「見病比丘」「看病比丘」「薬師」という語が見られるように、当時のサンガには医療や看護に精通した出家者が存在していた。仏教がインドから中国へ、中国から日本へと、異文化と接触し受容されてゆく様子を伝える諸種の記録には、そうした医療や看護にまつわる出来事が記されている。

本書は人間の尊厳を老苦・病苦・死苦の克服に置く仏教が、病苦に直面した人の看護、死に臨んだ人の看護の在り方をどのように捉え指導していたのか、また病者自身の加療療養の心得、終末に際しての心得をどのように指導していたのかを、インド・中国・日本の仏典の中に辿り、仏教精神をふまえた看護の特色を歴史的に振り返りつつ、現代仏教の課題としても学習する目的で編集したものである。

人間は生命・寿命・性命・運命・使命の「五命」を担いながら生きていると言われる（池辺義教『医の哲学』行路社より）。その中でも最後の「使命」が話題にされる機会は少ない。いま仮に「使」と「命」との間に返り点を付ければ、「使命」は「命を使う」とも読める。病苦や死苦という不可避の機会は前四者の「命」を収束しながら、私たちを「使命」という課題に直面させる。

仏教には「人身うけ難し、今すでにうく。佛法聞き難し、今ここに聞く。この身、今生において度せずんば、さらにいづれの生においてかこの身を度せん」という聖句がある。また「人間という舟（ナーヴァ）を得た以上、それで苦の大河を渡れ」という聖句もある。ともに私たちが使命という課題に向き合うことを促している。

仏教と看護についての学習がそうした使命のことをそれぞれなりに考える端緒となれば幸いである。

藤堂俊英

仏教と看護@目次

まえがき……………………………………………………………藤堂俊英　1

第1章　仏教史にみる終末看護

仏教看護の原型とその基本…………………………………藤堂俊英　11
はじめに　11
サンガにおける看病人法の成立　12
実践仏教学における教育課題としての看護　17
おわりに　21

日本仏教史に見られる「臨終行儀」…………久下　陸　伊藤真宏
藤本浄彦　荒瀬真水　27
はじめに　27
法然の臨終観　28
善導・源信の場合　33
覚鑁・貞慶・良忠の場合　41
むすび　49

世俗の「縁」と往生の「契り」…………………………………笹田教彰　55

第2章　仏教の死生観

ゴータマ・ブッダの死生観……………………雲井昭善　63

はじめに　63

「死」をめぐるインド古代の思惟　64

初期経典にみる「死」と「生」　68

ゴータマ・ブッダの死生観　71

「いのち」について　75

「生きること」と「死ぬこと」　78

これからの生死観……………………藤本浄彦　81

はじめに　81

生の文化の終焉――「生命」から「寿命（いのち）」へ――　82

ゴータマ・ブッダの「いのち」観――「生死解脱」――　84

臨終期間　90

命終（入滅）　94

命終（入滅）以後　95

肉体的「死」の受け容れ――本当の「いきがい」といのちの輝き――　99

ネオ・ブッディズム＝「いのち」の充実と輝きの実現　101
おわりに　103

第3章　仏教ターミナル・ケアへの歩み

ターミナル・ケアにおける仏教への期待……………………水谷幸正　109
はじめに　109
日本仏教の特徴　109
仏教の二面性と僧侶への期待　113
ターミナル・ケアと仏教　117
仏教の生死観――「いのち」の哲学　119
わたくしのターミナル・ケア　126

ビハーラ・ケアの実践方法論……………………藤本浄彦・伊藤真宏
山口信治　129
ターミナル・ケアの仏教的根拠　129
ビハーラ・ケアの構造と機能　131
ビハーラ・ケアの活動とその特徴　133

あとがき……………………………………………藤堂俊英　139

第1章　仏教史にみる終末看護

仏教看護の原型とその基本

藤堂俊英

はじめに

生の中には常に死が現存する。これはいのち脈うつ世界の定理である。しかし今日の高度に発達した医療技術の恩恵で、望めばしばらくの延命が叶えられる時代になった。その反面、ある意味では人工的な反自然的な状況の中で、人間の尊厳とは何かを問わざるを得ないような、モデルなき苦悩も生まれてきている。

ゴータマ・ブッダの生誕を伝えるよく知られた定句に、「天上天下唯我独尊」というのがある。主として北伝の仏教聖典に散見するこの定句を蒐集整理するとき、たとえば、「天上天下唯我為尊、要度衆生生老病死」(『長阿含経』)、「我於天上世間最上最尊、我当度一切衆生生老病死苦」(『四分律』)というように、その「尊」たる所以を、自他がともに、生老病死の苦の克服に取り組むことに置いたものがみられる。

人間の尊厳を、生にまつわる老病死苦の克服に置く仏教の、それが問われる場面である、病苦にある者の看護のあり方を、実践仏教学の中にどのように捉えていたか、仏教聖典の中にその歴史的な経緯をたどることによって、まずは仏教看護の原型とその基本を確認しておきたい。

サンガにおける看病人法の成立

仏教教団に対する伝統的な呼称は、集団を意味するサンガ（僧伽）である。サンガは「和合」を特質とし、出家者たちが宗教行事と生活をともにした、その和合サンガの規則の集成をヴィナヤ（律）という。ヴィナヤは、悪しき行為の「除去」と、そのための「指導」という原意をもっている。ヴィナヤは大別して次の二つの部分よりなる。サンガの構成員が迷いの束縛を離れるために守るべき生活上の規範を示したプラーティモークシャ（波羅提木叉、別解脱戒）と、サンガの行事と運営に関する規則を部門別（受戒・布薩・安居・薬・衣など）に示したスカンダカ（犍度）とである。

サンガに病人が出た場合、必ず看護すべしとの法が制定されたことについては、次の五種の律典の主に衣犍度の中に、その因縁談とともに伝えられている。[1]

①『五分律』巻第二〇
②『摩訶僧祇律』巻第二八
③『四分律』巻第四〇
④『十誦律』巻第二八
⑤巴利『律蔵』・犍度・大品

次にこれらの律典が共通して伝えるところ、また一部の所伝にみられる特色的なものを整理し、看病人法の概略を紹介してみたい。

(1)一人の病気の比丘が大小便中に臥しているのを、僧房を巡回中の釈尊がみつけ声をかける（各本共通）。
(2)釈尊が何ゆえ同行の比丘が汝を看病しないのかと問うと、平生、他の比丘が病気になった時に助けなかったり、修行者として為すべきことを怠っていたからだと答える（①③④⑤）。あるいは「糞穢の悪臭のために去ってしまった」と答える（②）。

(3)そこで釈尊は、病気の比丘の身体を清拭し、衣を洗濯したり、床や部屋を清掃する（①②④）。あるいは釈尊が従者アーナンダとともに清拭、清掃にあたる（②）。

(4)釈尊は病気の比丘に、平生に為すべきことを怠れば、自分が窮地の際には苦痛が劇《はげ》しく増すことを説く（④）。

(5)病気の比丘は、わが身をなでる釈尊の〈手〉が苦痛を除き癒やしたことを告げる（②④）。

(6)そこで釈尊は病気の比丘のために説法し、その比丘は法眼浄を得る（①②）。あるいは阿羅漢となる（④）。

(7)釈尊は他の比丘たちに、「出家者にはもはや父母兄弟はいないのであるから、病気の者があれば看病しなければならない」としかる（①④⑤）。あるいは出家者は互いに釈子仏子であるのだから、病気の際には互いに看病するようにさとす（②）。

(8)看病すべき人は、病気の比丘の教育者である和尚、阿闍梨、あるいは教育者を同じくする同和尚や同阿闍梨、つまり兄弟弟子である。もし遠来の比丘が病気になった場合は、サンガの修行者が看病すべきである（各本共通）。また師が病気の場合は弟子が看病すべきである（①③）。

(9)もしも看病しなければ、越毘尼罪（②）、突吉羅罪（④）、悪作（⑤）を犯すことになる。

(10)看病比丘は病気の比丘に症状をたずね、薬師や治療比丘や見病比丘に適切な薬の処方をたずねるべきである（④）。

(11)症状にかなった食物などが供給できるようにする。もし手元になければ所有物を交易するなど、あらゆる手段を尽くすべきである（④）。

(12)看病比丘は病気の比丘のために説法すべきである（各本共通）。

(13)死亡した比丘の衣鉢等の所有物の分配については、看病比丘に一揃いの三衣一鉢を与え、軽物は現前サンガに、重物は四方サンガに入れること（各本共通）。

(14)病人が五法を具足すれば看病は成就し難い。また、その五法を具足することがなければ看病は成就しやすい（各律典および阿含・ニカーヤ[2]に出るこの五法の内容を整理した表Aを末尾にあげておく）。

(15)看病人が五法を具足すれば看病は成就し難い。また、その五法を具足することがなければ看病は成就しやすい（末尾の表Bを参照）。

(16)病人が次のような九法を具足すれば、未だ命が尽きずとも必ず横死する（②）。

1饒益食に非ざるを知りつつ貪食する。

2量をはかることを知らず。

3内食が未だ消（化）せざるに、しかも食す。

4食が未だ消（化）せざるに、吐き出す。

5食すでに消（化）して応《まさ》に出すべきに強持す。

6食が随病食ならず。

7随病食なるも量をはからず。

8懈怠。

9無慧。

以上が仏教サンガにおいて制定された看病人法の概略である。次にそこにみられる仏教看護の特色を整理してみよう。

(1)看病は特別の報酬を期待する欲心で為されるべきではなく、平等の慈悲心で為されるべきである。

慈悲の「慈」は楽を与える、あるいは喜楽の因果を与えるはたらきであり、「悲」は苦を抜く、あるいは憂苦の因果を抜くはたらきであると説明されてきた。[3] そうした慈悲はすべての者に平等にそそがれるべきであるところから、ゴータマ・ブッダの実子ラーフラに対するが如くとか、一子・赤子・嬰児に対するが如くあれといわれる。そうした平等の慈悲にもとづく看護の実際として、「持戒の病比丘を看《み》るは、我（＝釈尊）を看るが如くにして異なることなからん」（②）、「病気比丘を供養するは、是れ、我を供養すとなす」（③）、「我に侍せんと思う者は、病者を看護せよ」（⑤）という心掛けが示されている。

(2)平生の精進と、共同生活における和合を軽視していたならば、病気の際には苦痛を増す結果を招くとして、「平生」の暮らしにおける取り組みが重視されている。

(3)「手」を以てする看護が、病者の苦痛を治癒していく大きな要素である。

「手当てをする」「手おくれになる」という表現があるように、手のはたらきを抜きにして看護の実際はありえない。手の「触れる」「つかむ」というはたらきが、「把握する」「理解する」という精神のはたらきと関連することも留意すべきである。律典では、「世尊は無量功徳荘厳の金色柔軟の手を以て比丘の額上を摩《な》でて問うて言わく。〈所患増せりとやせん、損せりとやせん〉。比丘言《もう》さく、〈世尊の手を蒙りて我が額上に至るに、衆苦悉く除こりぬ〉と」（②）、あるいは、「この忠実の善男子を、われ当《まさ》に手を以てその身を摩ずるべしと。この時、仏すなわち手を以てこれを摩でたまえり。手を当てて摩ずる時、比丘の苦痛すなわち除癒し、身心安楽なり」（④）とある。

(4)病者と看病者とが、互いに語り合える雰囲気が、看護の成就に大きな比重を占めている。看病人法に言及する律典の中では、④のみが、看護の中で共語《ぐうご》、つまりともに語り合う、ともに話し合うという要素の重要性を明確にしている。

　病状の悪化・進行に伴い、共語という雰囲気の確保は困難になるが、言葉を受けとめる耳の機能は最期まで残ることがわかっているから、そうした聴覚のはたらきを念頭に置いた、声による宗教的ケア（称名念仏など）も最期まで続行することができる。アビダルマ論書では、耳根の機能として、導養生身・導養法身ということがあげられている。[4] その人の生命（ジーヴァ）を平安な方向へと導き養うという意味である。

(5)看病者には、病気に適《かな》った薬や食事を選択できる知識や情報が必要である。

　サンガにおける食事や薬については、律典の薬犍度の中にその規定が詳しく示されているが、病人に対してはその運用が緩和されている。④には、「今日より看病比丘の法を結せん。看病人法は当に病人の所須に随《したが》って作《な》すべし。随時に病人の辺に到りて病の因縁を問え。病の因縁を問いおわりて、若しは薬師に問い、若しは治病比丘、若しは見病比丘に問え。是の如きは何の薬を以て差《い》えんと」とあり、サンガに医療看病に精通した者がいたことを伝えている。

(6)看病者は病者の症状をふまえて、看護を説法の機会として活かすべきである。

「病者あり。先に良医を訪い、次に妙薬を求め、後に看護人をもとむるが如し。仏は良医の如く、法は妙薬の如く、僧は善巧なる看〔護〕服薬人の如し」（『阿毘達磨大毘婆沙論』巻第三四）[5] というような説相は仏教聖典に一貫してみられる。仏法という妙薬・良薬を施すことが、仏教看護の要である。

(7)病者は病苦を、仏法を学び深めて行ずる機会とすべきである。

一般に良医経と呼ばれている『雑阿含経』巻第一五（第三八九経）は、苦・集・滅・道の四諦説を、インド医療論を構成する病・病の原因・無病・薬という四部門との類比において説いている。苦を学びの機会とし、障礙の逆縁を向上の縁として転換していくことを勧説するのが仏教である。

実践仏教学における教育課題としての看護

先に概略したような因縁談によって制定された看病人法は、その後、サンガにおける教育の一課題として、教育者たる和尚から弟子へと伝えられ、また習得されていったのである。[6] 大乗仏教になると、看病人法はたんにサンガ内での教育課題にとどまることなく、出家在家の仏教者がともに実践すべき慈悲行、あるいは布施行として教えられていったのである。ここではそうした実践仏教学における教育課題として取り上げられてきた看病に関する戒めの事例を、主に大乗菩薩戒を説く仏典を中心に紹介してみたい。

まずは大乗菩薩戒の一つの帰結と言われている三聚浄戒からである。三種の浄戒とは、能《よ》く心を安住せしめる律儀戒、能く自己の仏法を成熟せしめる摂善法戒、そして能く人々を成熟せしめる饒益有情戒のことである。三聚浄戒の詳細は、『瑜伽師地論』菩薩地と、その異本である『菩薩地持経』『菩薩善戒経』に説かれている。[7] はじめの「律儀戒」とは、出家在家の七衆それぞれに対して従来より説かれてきた止悪のための防護戒のことである。次の「摂善法戒」とは、修道の完成のために善を積集することをいう。最後の「饒益有情戒」とは、人々を利益する事業をなすことであるが、つまるところは慈悲行を通して人々を成熟せしめることである。その饒益有情戒には十一の行相があるとされ、その中に、

「病気などに苦しむ人々や、その看病人の同行者（助伴者）となる」（『菩薩地』）

「病者をみれば随順説法して、恐れを除滅し、憂いを離れしめる」(『持地経』)

といった饒益行の実践が説かれている。この同行者(sahāyibhāva)というのは、文字通り「ともに往く者となること」という原意をもった語であり、「近くに立つ」という原意をもった「看病」を意味する。'upasthāna'とともに、看護の基本姿勢をよく表わしている。また「同行者」の原語は、仏典の用語法からいえば、悪知識(悪友)に対する、「善知識(善友)」と互換できる語であるから、(8)病者あるいは看病者の善知識となることが勧誡されていたということである。

また三種の浄戒を説く先の仏典は、続いて四種の重罪と、四十三種の清浄行をけがす軽罪をいましめる戒(四重四十三軽戒)を説いている。その四十三軽戒の中には、次にあげるような「病苦者不往供戒」があげられている。

「病者に出会っても妨害心(pratigha-citta)や損害心(āghāta-citta)で看病をせず、奉仕(paricarya)をしないのは、罪過のある者であり、染汚の違犯(kliṣṭām āpatti)をした者である。また怠惰や懈怠で看病をせず、奉仕をしない者は、不染汚の違犯をした者である」(『菩薩地』)

次に、三種の浄戒を説く『菩薩地持経』と同じく、曇無懺(三八五—四三三)によって翻訳された『優婆塞戒経』(『善生経』ともよばれる)では、在家菩薩である優婆塞(ウパーサカ。出家人に親近し仕える人という意味)に六種の重罪(殺生、偸盗、邪婬、虚説、説四衆過、酤酒)と、二十八種の失意罪をいましめる戒を説いている。その二十八失意罪の第三には、次のような「不瞻病者罪」があげられている。(9)

「若し優婆塞にして戒を受持しおわり、汚悪にして病苦を瞻視すること能《あた》わずんば、この優婆塞は失意罪を得。不起なり、堕落なり、不浄なり、有作なり」

また第二八には、次のような「行路病者放棄罪」があげられている。

「若し優婆塞にして戒を受持しおわりて、路を行くの時に病者を遇見して、往《ゆ》きて瞻視し為めに方便を作し、所在に付属せずして捨て去らば、この優婆塞は失意罪を得。不起なり、堕落なり、不浄なり、有作なり」

これらは受戒品第一四に説かれているが、これに先立つ摂取品第一三には、出家の菩薩が出家の弟子を教育する法、出家の菩薩が在家の弟子を教育する法、在家の菩薩が在家の弟子を教育する法がそれぞれ示されている。[10] まず出家の菩薩から弟子への教育内容として、十二部経・懺悔・八智があげられ、その円満な成果として次のようなことが示されている。

「法施をなして心放逸ならず、衆生を調伏し、能く病苦を瞻《み》て貧乏に給施す」

また出家の菩薩から在家の弟子への教育課題として、次のような項目があげられている。

「先ず当《まさ》に不放逸の法を造すを教うべし。苦楽を受くる時は常に当に共倶《とも》にすべし。……病むを瞻るの時には応《まさ》に厭いを生ずべからず。若し自ら物なければ、応に四に出でて求めて得ること能わざれば、三宝を貸し、差《い》えおわれば俗に依りて十倍してこれを償う」

また在家の菩薩から在家の弟子への教育課題としても、病者への看護があげられている。

「当に先ず不放逸を教うべし。……復《ま》た教えて三宝に信向せしめ、苦楽を共倶にして終《つい》に偏独ならず。時に随いて賞賜して飢寒せしめず、終に打罵鞭撻苦楚せず、当に軟言にて敦諭し教詔すべし。もし病者あれば当に瞻療すべし。乏少する所に随いて、当に為めに求索すべし」

このように出家・在家を問わず、実践仏教の教育課題として瞻病看護があげられ、「苦楽をともにする」そうした取り組みが「師と弟子の二人は倶《とも》に無量の利益を得」ることをもたらすと、この仏典は説いているのである。

最後に、大乗菩薩戒を説く第一経として重用されてきた『梵網経』の巻下に説かれる、十重四十八軽戒をとりあげてみたい。[11] 梵網菩薩戒はその持戒を通して、各自に備わる仏性を開発し、より高き人格形成をめざすことを目的としている。その四十八軽戒中の第九条には次のような不看病戒（不瞻病苦戒）があげられている。

「若仏子《なんじ》、一切疾病の人を見ては、常に応に供養せんこと仏の如くにして異なること無かるべし。八福田の中には、看病福田は是れ第一の福田なり。若し父母、師僧、弟子の病、諸根不具にして百種の病苦悩あらば、皆供養して差《い》えしむべし。しかるに菩薩瞋恨の心を以て看ず、乃至、僧房・城邑・曠野・山林・道路の中にして、病を看て救済せずんば軽垢罪を犯す」

梵網戒では、看病という実践行が福田思想で裏づけられているところに特色がある。福田とは、仏教やジャイナ教において、[12] 布施の受者を福（プンニャ）を生み出す田（クシェートラ）とみなして、布施の善行を奨励したことに由来している。仏教では当初、仏や修行僧たちを福田とみなしていたが、その後の福田思想の発展にともなってそうした持戒人（徳田）だけでなく、父母や師（恩田）、旅人や病人、看護人（苦田）などをも福田（プンニャ・クシェートラ）と呼ぶようになったのである。[13] また最近では、「仏教社会福祉の理念を知る語」として捉えられているように、福田思想は「仏教徒の社会的実践の基本として展開」して行ったのである。[14] 日本では四天王寺に、敬田院・悲田院・施薬院・療病院が設けられ、光明皇后が東大寺に悲田院・施薬院を置かれたことがよく知られている。

ところで、施者に福をもたらす布施行については、すでに阿含・ニカーヤの初期仏典の中に、三福事業（施・戒・修習）の一つとして説かれていたが、[15] その詳細は次期のアビダルマ論書の中でとりあげられてくる。たとえば施福事業については、「父母と若しくは病人と及び説法師と、仏に近づける諸《もろもろ》の菩薩とに施す者は大果を得」と示され、そのうち病人への施しについては、「病者は依怙する所なく、悲心を増すが故に、施す者は大果を得」と説明されている。[16] つまり、病人への施しが大果を招くのは、それが寄る辺なき者を寄る辺なきままに捨て置かない慈悲心に発起するからであるというのである。施しの精神とは、「施を行ずる時、諸の衆生に於て悲愍心を起こすこと。たとえば父母の病子を瞻視するが如し。施を行ずるの時、その心歓喜すること、猶し父母の子の病の癒ゆるを見るが如し。既に施せし時、その心を放捨すること、猶し父母の子の長大してよく自在に活くるを見るが如し[17]」と説かれるように、自己への利益の還付を期待してのものではない。さきに挙げた『優婆塞戒経』が布施波羅蜜を、「この施を作すと雖も果報の為にせず、恩報を求めずして施し、衆生を誑《たぶらか》さず」「施す時に内外の果報を求めず、福田非福田を観ぜず、一切の財を施して心に悋惜せず、時節を択ばず。この故に名づけて施波羅蜜となす」と説いているように[18]、福田思想もこうした布施の精神に立脚していることはいうまでもない[19]。

おわりに

仏教看護の基本は、病苦を仏法を学ぶ機会として活かすようケアしていくことにある。「看護」をいう「ウパスターナ」は、「近くに立つ」という原意をもっているが、看護に当たる基本姿勢をよく表わしている。大乗仏教では、看護は衆生を成熟さす実践行とされ、看護者は病者の「同行者（助伴）」であれと指導されていた。またこの「同行者」は、「善知識（善友）」という語に換言できるものであった。初期仏教以来、善知識に親近することは、実践仏教の半ばのことではなく、その全てであると説かれてきた[20]。仏教看護において、看護者はその善知識として病者に親近し、仏法を介しながら、病者を成熟せしむべく看護に当たることが要請されていたのである。また病者の善知識に関して付言すれば、わが国の南部系浄土教者永観（一〇三三―一一一一）は、「自云病是真善知識也[21]」という言葉を残したと伝えられている。ここには仏教者の病いに対する取り組みの典型的な姿がみられる。

以上、仏教看護の原型を伝える仏典中にみられた仏教看護の基本は、特に臨終看護において重視されたのである。

この方面の集約は、さかのぼれば、唐、道宣（五九六―六六七）の『四分律行事鈔』(22)の瞻病送終篇や、道世（―六六八？）の『法苑珠林』の病苦篇、『諸経要集』の送終部(23)などにみられる。

『梵網経』が「看護福田これ第一の福田なり」と説くのは、病苦が、病者・看護者の双方にとって、ともに、心底から、いのちの成熟に取り組むことができる「共育」の機会となり、また人間の尊厳を全うしていく機会ともなるからであろう。

注

（1）『五分律』巻第二〇（『大正蔵』第二二巻、一三九下―一四〇上）。

『摩訶僧祇律』巻第三八（『大正蔵』第二二巻、四五六上―四五七中）。

『四分律』巻第四一（『大正蔵』第二二巻、八六一中―八六二中）。

『十誦律』巻第二三（『大正蔵』第二三巻、二〇五上―二〇六中）。

『ヴィナヤ』大品、八、衣犍度、二六―二七（『南伝大蔵経』第三巻）。

（2）『増支部経典』第五集、第一二三　病品、一二三―一二四、看護人。

『増一阿含経』巻第二四、善聚品第三二、八―九、（『大正蔵』第二巻、六八〇中―下）。

なお、『分別功徳論』巻第四（『大正蔵』第二五巻、四三中―下）は、識比丘を瞻病第一と称する所以を「識比丘つねに五事を以て病者を瞻視す。云何《いかん》が五となす。良薬を分別すると、亦懈怠せず、先に起き後に臥すと、恒に憙言をもって談じ、睡眠を少なくすると、法供養を以て飲食を貪らしめざると、堪任して病人のために法を説く」と述べている。

（3）龍樹『大智度論』巻第二七（『大正蔵』第二五巻、二五六中）、世親『十地経論』巻第二（『大正蔵』第二六巻、一三四上）など。その他の詳細は中村元『慈悲』（平楽寺書店）を参照。

（4）『阿毘達磨大毘婆沙論』巻第一二二（『大正蔵』第二七巻、七三〇下―七三一上）。『順正理論』巻第九

（『大正蔵』第二九巻、三七七中）。拙稿「声と耳根の利―良忠上人の著作から―」（『浄土宗学研究』第一八号）。

(5)『大毘婆沙論』巻第三四（前掲書一七八下）。

(6) 律典では具足戒を受けてから十年を超えた智慧の比丘で、十法あるいは五法を成就した者が和尚として弟子に戒を授けることが出来た。その十法や五法の中に「看病」の項目がある。また和尚が弟子に教育すべき内容を示した和尚法の中にも「看病」の項目がみられる。『五分律』巻第一七では、十法中の第七に「能く弟子の病を治し亦能く人をして其の病を治せしむ」とある。『摩訶僧祇律』巻第二八には、十法中の第八に「能く看病し能く人をして看せしむ」とある。また和尚法の中にも「若し弟子病まんに応に自ら看、人をして看せしむべきなり。人をして看せしむとも已自ら経労せざるを得ざれ。一日応に三たび往看して看病人に語ぐべきなり。汝、疲厭すること莫れ、展転して相看るは仏の讃歎したまう所なりと。若し共住弟子、依止弟子病まんに師看ずんば越毘尼罪なり」とある。『四分律』巻第三三では和尚法の中に「弟子病を得んに和尚まさに瞻視し、若しは余人をして看せしめ、乃ち差え、若しは命終に至るべし」と、臨終での看護もあげられている。『十誦律』巻第二一では五法中の第五に「弟子もし病めば能く供給す、もし自ら能わざれば能く他をして供給せしむ」とある。『巴利律』大品大犍度三六―一一には五分（五法）の第一に「侍者または弟子の病めるを自ら看病し、もしくは他をして看病せしむ」があげられている。

(7)『瑜伽師地論』菩薩地（『大正蔵』第三〇巻、五一〇下、以下）。『菩薩地持経』（同九一〇上、以下）。『菩薩善戒経』（同、九八二下、以下）。荻原雲来編『梵文菩薩地』一三七頁以下。ダット校刊本六五頁以下。

(8)『相応部経典』三、コーサラ相応、第二品、一七、不放逸（二）。

(9)『優婆塞戒経』巻第三（『大正蔵』第二四巻、一〇四九下、一〇五〇中）。

(10) 前掲書、一〇四六中―一〇四六下。

(11)『梵網経』下巻（『大正蔵』第二四巻、一〇〇五下）。

(12) R. Williams ; Jaina Yoga. p. 164f.

(13) 早島鏡正『初期仏教と社会生活』第七編、福田思

想の発達とその意義。雲井昭善「原始仏教の倫理」(『大谷学報』第三〇巻、第四号)など参照。
(14) 『岩波仏教辞典』六七八頁。道端良秀『中国仏教史全集』第一一巻所収「中国仏教の社会福祉理念」など参照。
(15) 『雑阿含経』巻第一〇(『大正蔵』第二巻、六八上)、『中阿含経』巻第一一、巻第三四(『大正蔵』第一巻、四九六下、六四六中)。『長阿含経』巻第八(『大正蔵』第一巻、五〇上)。
(16) 『雑阿毘曇心論』巻第八(『大正蔵』第二八巻、九三二下)。また『阿毘達磨倶舎論』業品(『大正蔵』第二九巻九五下、以下)参照。
(17) 『大般涅槃経』巻第一五(『大正蔵』第一二巻、四五五上)。
(18) 前掲書、六波羅蜜品、一〇五二下。一〇五三下—一〇五四上。
(19) 明治の代表的仏教者福田行誡(—一八八八)は、『梵網経』や道宣の『四分律鈔』によりながら「看病福田の説」をとりあげている。(『行誡上人全集』参照)
(20) 『相応部経典』四五・二。『雑阿含経』巻第二七(『大正蔵』第二巻、一九五中)
(21) 『捨遺往生伝』巻下(『浄土宗全書』続一七、八六上)。『本朝高僧伝』巻第一一所収の永観伝にも「病者人之善知識也」とある。
(22) 『四分律行事鈔』巻下之四(『大正蔵』第四〇巻、一四三上—一四五下)。
(23) 『法苑珠林』巻第九五(『大正蔵』第五三巻、九八五上—九八七下)。『諸経要集』巻第一九(『大正蔵』第五四巻、一七五上—一八四上)。

表A

五分律	節量を食さず	病所宜薬を服さず	看病人に病状を話さず	看病人の教えに従わず	恒に無常を観ぜず
僧祇律	随病薬・随病食を服さず	看病人の語に従わず	病の増損を知らず	苦痛を忍ばず	懈怠にして慧なし
四分律	食すべからざる所に食を欲す	薬を服さず	看病人に如実に語らず	行くべくして行かず、住すべくして住さず	身苦を堪忍せず
十誦律	悪性にして共語すべからず	病の起滅、無常なるを知らず	辛苦不楽を忍ばず	一切他より索むるを喜ばず、少し自ら能くなせば自ら作す	病が五受陰中に起滅するを観ぜず
巴利律 増支部経典	不適当の事を作す	適当なる事の量を知らず	薬を服さず	看病人に症状を如実に語らず	身苦を忍ばず
増一阿含経	飲食を択ばず	時に随って食さず	医薬に親近せず	憂・喜・瞋多し	慈心を起こして瞻病人に向かわず

表B

五分律	病所宜薬を知らず	随病食を得ること能わず	病人の為に説法して示教利喜すること能わず	病人の屎尿涕唾を悪厭す	利の為の故に看て慈心を以てせず
僧祇律	多汗にして能く大小行器、唾壺等を出す能わず	病人の為に随病薬・随病食を索むること能わず	時々に病人のために随順説法すること能わず	希望心（けもうしん）あり	自業を惜しむ

四分律	病者の食すべきか食すべからざるかを知らず、食すべくして与えず、食すべからずして与う	病人の大小便唾吐を悪賤す	慈愍心あることなし	病人の為に湯薬を経理する能わず	病人の為に説法し病者をして歓喜せしむること能わず
十誦律	悪性にして共語すべからず	悪病の人の屎尿多く瓦甌・唾壺の出入の時、若しは棄唾の時喜ばず	財物飲食の為にして法の為の故にせず	五受陰中に起滅するを観ずること能わず	随時に病人の辺に到りて為に深妙の法を説き是道非道を示すこと能わず、その智慧を生ぜしむること能わず
巴利律 増支部経典	薬を調合すること能わず	随病の物と随病に非ざる物とを知らずして、随病の物を与えず、随病に非ざる物を与える	利得の為に看病し、慈心なし	大小便、唾吐物を除棄するを厭う	機会ある時に説法し、勧導し、讃励し、慶喜せしむること能わず
増一阿含経	良薬を別たず	懈怠にして勇猛心なし	常に瞋恚を喜び、また睡眠を好む	但だ食を貪るが故に病人を瞻視す	法を以て供養せざるが故に、また病人のために語談往返せず

日本仏教史に見られる「臨終行儀」[1]

久下　陸・伊藤真宏
藤本浄彦・荒瀬真水

はじめに

いうまでもなく、すでに池見澄隆氏が、ターミナル・ケアの問題として日本浄土教のなかで「臨終行儀」に着目し、「看死」の用語でもって日本独自の方法と思想を指摘していることは、評価される。ここでは、氏の研究業績を受けながら、さらに考察を進め、新たな地平を切り開かんとするものである。日本仏教史における看死の実践（思想）は、平安末期より盛んになってきた「臨終行儀」のなかに見られる。日本浄土教の先覚者恵心僧都源信（九四二—一〇一七）の『往生要集』中の「臨終行儀」や、その実践としての二十五三昧会《ざんまいえ》[2]の結縁《けちえん》は、興味をそそると同時に非常に重要である。その原型は、中国浄土教者善導[3]（六一三—六八一）の『観念法門』および『臨終正念訣』にあり、それが、日本における臨終行儀の潮流となっている。特に平安時代から鎌倉時代にかけて盛行する日本特有の臨終行儀は、「往生伝」の成立となって、そのありように注目する時代の人々の視線を描き出している。

次に、新義真言宗の祖である覚鑁（一〇九五—一一四三）の『一期大要秘密集』や、南都仏教復興後に現われた解脱房貞慶（一一五五—一二一三）の『臨終之用意』など、浄土教以外にも看死の実践が見られる。さらに、特に浄土教思想において展開していく「臨終行儀（看死）の思想」は、浄土宗第三祖良忠（一一九九―一二八七）の手になる『看病用心鈔』にまで至る。これらはすべて時代一連の動向と見ることができる。

これらの資料に見られる特徴は、病人とその看病人（善知識・家族）との間柄における状況がきわめて具体的に述べられているということである。すなわち、「平生」↓「臨終（終わりに臨む）期間」↓「命終（命が終わる）」↓「命終後」という、死に至る時間的プロセスにおいて考えられうるのである。このような観点から、上記の善導、源信、覚鑁、貞慶、良忠の各著を図式的に整理してみた。そこにわれわれは、日本仏教史上に見られる臨終行儀を通して、仏教的ターミナル・ケアの実践を理解することができるであろう。

そのような展開の中で、鎌倉浄土教の先達たる法然は臨終行儀全盛時代に、専修念仏の教えによって人々を教化していく中で、善知識[4]の必要性は認めつつも、平生と断絶した臨終行儀の実践指導はしていない。その意味で、法然の臨終観には時代を超えた特色があり、そこに日本仏教の生死観に立脚した専修念仏の本質が見られる。まず、法然の場合を取り上げてその点を指摘し、その後に上記五師の実践記録を、ターミナル・ステージの諸段階に即して紹介したい。

法然の臨終観

法然は、授戒や追善供養は行なっているが、臨終行儀に関しての実践指導は行なわれなかったと見るべきである。善導の『観経疏』を中心に受容して「偏《ひとえ》に善導一師に依る」という立場を貫く法然は、善導の教えに基づきつつ、「平生の業成就は、臨終平生にわたるべし。本願の文簡別せざるゆえなり」と『常に仰せられける御詞』（法全四九四頁）で言っている。往生の行業について平生と臨終とを隔てない。平生の念仏の延長線の上で臨終が迎えられるということになる。法然は、次のように強調し注意を促す。「臨終正念なるがゆえに来迎したまうにはあらず、来迎したまうがゆえに臨終正念なりという義あきらかなり。在世のあいだ、往生の行成就せむ人は、必ず聖衆来迎をうべし、来迎をうるとき、たちまちに正念に住すべし」と述べて、来迎によって臨終正念をうると断定する。聖衆来迎という出来事が正念によるという妄断に鉄槌が加えられたのである。このように強調し注意を払わねばならない状況があった。つまり、法然が、続けて「しかるに、今どきの行者、多くこの旨をわきまえずして、ひとえに尋常の行を捨て怯弱《こにゃく》生じて、はるかに臨終の時を期して正念を祈る。もっとも僻韻《ひがいん》なり。よくよくこの旨を心得て、尋常の行業において怯弱の心を起こさず、臨終正念においては決定の思いを成すべし」[5]（『逆修説法』法全二三四頁）と噛んで含めるように諭さねばならなかった。法然の時代には、尋常の行を軽んじて「はるかに臨終の時を期して」念仏する者が多かったのである。専修念仏の教化は、白砂に染みる水のように流布していったのではない。

したがって法然によると、「法爾の道理ということあり、（略）ただ一向だに念仏申せば、仏の来迎は法爾の道理にて疑いなし」（『常に仰せられける御詞』法全四九三頁）なので、来迎を得る時期が問題なのではなくして、「往生の行の成就」こそが重要なのである。したがって、平生の念仏の継続が自然に来迎を得て臨終の正念を決めるというのであるから、臨終正念を得るためになされる臨終行儀が強調される必要はないのであり、どこまでも在世の間の往生の行、すなわち平生の念仏こそが眼目なのである。

しかし、浄土宗第二祖の聖光・三祖良忠には、臨終行儀に関する著述があり、臨終行儀が再び注目されることになる。それは、平生と臨終一貫の念仏の義を、あらためて臨終行儀の上に生かそうとするものであった。そのような経過点から見れば、法然を経たレベルでの良忠の『看病用心鈔』には大きな関心が払われよう。

法然の対話篇に見られる特色（『昭和新修法然上人全集』平楽寺書店による）

㋐臨終期間の設定が見られない。
㋑臨終と命終の区別がない。
㋒平生＝臨終という理解が見られる。
㋓臨終は来迎によって成立する。
㋔臨終行儀の否定が見られる。
㋕臨終・命終・来迎・往生が接し重なっている。
㋖看病人等の第三者の立場のことが出てこない。

平生

拙き穢土の境にだにも猶嫌はれて障重き女人なれども、本願をたのみて名号を唱へば、出過三界万徳究竟の報土へとらんと願じたまへる広大慈悲の忝きは、申に詞をもつて述難き者也。（七〇六―七頁）

サカヘアルモノモヒサシカラス、イノチアルモノモマタウレエアリ。スヘテイトフヘキハ六道生死ノサカヒ、ネカフヘキハ浄土菩提ナリ。（六一三頁）

念仏ノ機ハ、タタ生レ付ノママニテ、申テムマルヽ也。（六三九頁）

罪障のおもけれはこそ、罪障を滅せんかために、念仏をはつとむれ。罪障おもけれは、念仏すとも往生すへからすとはうたかふへからす。たとへはやまひおもけれは、くすりをもちゐるかことし。やまひおもけれはとて、くすりをもちゐすは、そのやまひいつかいゑむ。十悪五逆をつくれる物も、知識のおしへによりて、一念十念するに往生すと、けり。（六八九頁）

うけかたき人身をうけあひかたき仏法にあへり。無上念々にいたり、老少きはめて不定なり、やまひきたらん事かねてしらす、生死のちかつく事たれかおほへん。もつともいそくへし、はけむへし。（六九〇頁）

臨終

平生の念仏、臨終の念仏とて、なんのかはりめかあらん。平生の念仏の、死ぬれば臨終の念仏となり、臨終の念仏の、のぶれば平生の念仏となるなり。（六八六頁）

問いていはく（云）、摂取の益をかうぶる事は、平生か臨終か、いかむ。答ていはく、平生の時なり。そのゆへは、往生の心ま事にて、わが身うたがふ事なくて、来迎をまつ人は、これ三心具足(6)の念仏申す人なり。この三心具足しぬればかならず極楽にうまるといふ事は観経の説なり。かゝる心ざしある人を、阿弥陀仏は八万四千の光明をはなちててらし給ふ也。平生の時てらしはじめて、𡧃後まですて給はぬなり。かるがゆへに不捨の誓約と申候也。（六八七頁）

わか行のちからわか心のいみしくて往生すへしとはおもはす、ほとけの願力のいみしくおはしますによりて、むまるへくもなき物もむまるへしと信して、いのちおはらは仏かならすきたりてむかへ給へと思ふ心を、金剛の一切の物にやふられさるかことく、この心をふかく信して、臨終までも、とおりぬれは、十人は十人なからむまれ、百人は百人なからむまる丶也。されはこの心なき物は仏を念すれとも順次の往生をとけす、遠縁とはなるへし。（六七七頁）

習ひさきよりあらされは、臨終正念もかたし。つねに臨終のおもひをなして、臥することに十念をとなふへし。されはねてもさめても、わする丶事なかれといへり。おほかたは世間も出世間も、道理はたかはぬ事にて候也。（六八一頁）

すでに往生したる心地して、最後の一念にいたるまで、おこたらざれば、自然に三心具足するなり。又在家のものどもは、さほどに思はぬとも、念仏申すものは極楽にうまるるなればとて、つねに念仏をだに申せば三心は具足するなり。（七一二頁）

臨終の機

臨終ノ機トイヘルハ、病セマリ命一念十念ニツヾマリテ後、知識ノ教ニヨリテ、初テ本願ニアヘル機也。臨終ノタメニ発シ給ヘル一念十念ヲ平生ニ引上テ、一念十念ニモ生レハ、念仏ハユルケレトモ、往生不定ニハ思ヘカラスト申人ハ、ユ

ユシキアヤマリ也。（六三六―七頁）

臨終行儀

一、臨終のおり阿弥陀の定印なんとをならひて、ひかへ候やらん。たゝさ候はすとも、左右の手にてひかへ候やらん。
答　かならす定印をむすふへきにて候はす、たゝ合掌を本躰にて、そのなかにひかへられ候へし。（六五二頁）
一、かならすほとけを見、いとをひかへ候はすとも、われ申さすとも、人の申さん念仏をきゝても、死候はゝ浄土には往生し候へきやらん。
答　かならすいとをひくといふ事候はす。ほとけにむかひまいらせぬとも、念仏たにもすれは往生し候也。又きゝても し候、それはよくよく信心ふかくての事に候。（六五二頁）
弟子等仏の御手に五色の糸をつけてすゝむれば、これをとり給はず。上人の給はく、如此のことは是つねの人の儀式なり。我身におひてはいまたかならずしもといひて、つねにこれをとり給はず。（七二四―五頁）
我もと居せし所なれば、さだめて極楽へ帰り行べし。（七二三頁）。

臨終来迎と往生浄土

弥陀の本願は専ら罪人の為なれば、罪人は罪人ながら名号を唱て往生す、是本願の不思議也。弓箭の家に生れたる人、[7]たとひ戦場に命を失ふとも、念仏して終らば、本願に答て来迎に預り往生をえん事、ゆめゆめ疑ふべからす。（七一七頁）
念仏はやうなきをやうとす。たゞつねに念仏すれば、臨終にはかならず仏きたりてむかへて、極楽にはまいるなりと。（七一〇頁）
念仏往生の人は、報仏の迎にあつかる。（六四七頁）

最後臨終に来迎にあつかりて生死を離るゝ。（六四二頁）

一、臨終に、善知識にあひ候はすとも、日ころの念仏にて往生はし候へきか。

答　善知識にあはすとも、臨終おもふ様ならすとも、念仏申さは往生すへし。（六五七頁）

一、臨終の時不浄のものゝ候には、仏のむかへにわたらせ給ひたるも、返らせ給ふと申候は、ま事にて候か。

答　仏のむかへにおはしますほとにては、不浄のものありといふとも、なしかは返らせ給へき。仏はきよききたなきの沙汰なし。みなされとも観すれは、きたなきもきよく、きよきもきたなくしなす。たゝ、念仏そよかるへき。きよくとも念仏申さゝらんには益なし。万事をすてゝ、念仏を申すへし。証拠のみおほかり。（六六七頁）

善導・源信の場合

①善導『往生礼讃』『臨終正念訣』『観念法門』（『浄土宗全書』第四巻による）

平生

〈発願〉

命終の時に臨んで、心は正念を失い、転倒したり、錯乱したりせず、心も体も苦痛なく、壮快で、禅定に入ったようになり、そうしている内に多くの仏たちが目の前にお現われになり、かくして、仏の本願によって浄土に往生させたまえ。かの仏国土に達して、神通力を得たならば、他の多くの人々を救うように努力することを、心をこめて阿弥陀仏に誓い奉る。（『往生礼讃』発願文）

〈生きざま〉

人々は明けくれ多忙に追われ、日夜に削られていく命に気づかず、風の中の灯火のように、ふっと消え失せると、もう

行き先もわからず、苦海の中でもがくは必定。力が残っている今、努力して永遠の命を求めよう。(『往生礼讃』日没無常偈)

根なし草のように、日中の切り花のように、活力は長く持とうか。これが人の命というものの姿である。今の内に努め励んで真実に近づく努力をせよ。(『往生礼讃』日中無常偈)

臨終直前

平生のとき、念仏往生の理はよく知っているが、病いによっていま死せんとき、心が散乱せず、また家族も惑わないようにするためにどうすればよいか。(『臨終正念訣』)

臨終期間

〈病人〉

死を恐れるな、生をむさぼるな。(『臨終正念訣』)

念仏ひとすじに浄土に往生するというこの尊厳な原理をよく知っている人に来てもらって、病人の念仏を励ませば、さらによいであろう。(『臨終正念訣』)

病いのある時は、その重い軽いに関係なく、無常の原理を念じて一心にこの世の臨終を待つべきである。(『臨終正念訣』)

念仏行者の病人が往生する想や聖衆来迎の想を作せば、看病人にその様子を説け。(『観念法門』)

〈家族・看病人ほか〉

親類などが来て看病する場合、酒肉五辛[8]を食している人は病人のそばにいってはいけない。もしいけば、病人は正念を失い、狂死して三悪道に落ちること必定である。(『観念法門』)

家人や看病人、見舞いの人は、ただ念仏して、雑事や余計なことを言わず、なぐさめや嘆きの言葉、お祈りなどを用いてはいけない。(『臨終正念訣』)

(病人が往生の想や聖衆来迎の想を作せば)看病人はすぐ書き止めよ。病人が口もきけない状態なら、看病人は質問しなさい。もしその様子が病人の罪によって起こる相なら、傍らの人は病人のために念仏し、懺悔してやり、罪を滅するようにしてやりなさい。それによって病人が来迎を見たなら、前のごとく書き止めよ。(『観念法門』)

病いが重くなり、いよいよ命危うき時には、家族親類は病人の前で泣いたり、嘆いたり、心を乱すことなく、念仏を一心に称えよ。泣くなら病人の気が失せてからにせよ。(『臨終正念訣』)

②源信『往生要集』大文第六別時念仏(第二臨終行儀)(『浄土宗全書』第一五巻による)

平生

十念相続(各自よろしく信心を起こして、かねて自ら念仏につとめ、習い性となるように精進し、善根を堅固ならしむべきである)。

各自あらかじめ数人の同志と約束し、臨終の時には互いに諫めあって弥陀の名号を称え、極楽に生まれることを願って、声々相継ぎ、十念を成就させるようにすべきである。

親しき友、あるいは同行で志あるものは仏教に順い、衆生を利せんがために、また自らの善根結縁のために、病いに侵された当初から病床に訪い来たって念仏を励まし、尊厳な臨終が迎えられるよう介護につくせ。

臨終直前

祇園精舎(9)の西北の角、日没がはっきりと拝めるところに無常院と名づける別荘をつくり、もし病人あれば、その中に案内して、看護するのである（これを別処という）。

臨終期間

〈病人〉

命終わろうとする時は、念仏三昧の法によって身と心を正しく調え、顔が西に向かうようにし、心はもっぱら集注して阿弥陀仏を観想し、心と口と相応して念仏の声を絶やすことなく、決定して、往生の想と華台の聖衆が来たって迎接するの想を起こすべきである。病人は看病人にこの心の様相を説明する。

目を閉じて合掌し、一心に誓いを立つべきである。

仏の相好以外の他の色を見てはならないと。

仏の法音以外の他の声を聞いてはならないと。

仏の正教以外の他のことを聞いてはならないと。

往生のこと以外の他のことを思ってはならないと。

「如来の本誓は一毫の謬《あやま》りもない。なにとぞ必ず、必ずわれを引接したまえ。南無阿弥陀仏」との念を起こすべきである。次第に簡略にしてでも「願わくは仏、必ず引接したまえ。南無阿弥陀仏」と念じなさい。

〈看護人ほか〉

日没の姿に即して専心に法を念ずることを求めるために、その堂の中に一体の立像を置き、金箔をこれに塗り、お顔を西方に向ける。その像の右手は挙げ、左手の中には五色の幡（はた）を繋ぎ、幡の脚は垂れて地に曳くようにする。病者は像の後ろに寝かせ、左手に幡の端を執らせて、仏にしたがって浄土に往くイマジネーションを育てるのである。看病人は香をたき花を散らして病者の周囲をととのえ、もし屎尿、吐唾などがあれば随時これをとり除く。

他の方式では仏像を東に向け、病者をその前に置く。別処がない時はただ病者の顔を西に向けさせ、香をたき花を散らして、いろいろに念仏を励まし努めさせよ。あるいは端厳な仏像を拝ませるのもよいであろう。

肉親縁者が看病するとき、酒肉五辛を食ってはいけない。その人があっても病人の辺に行ってはならない（病人は狂死して地獄などの悪の世界に落ちる）。

看病人は病人から（往生の想、聖衆来迎の想を聞いた時は）聞いた通りに記録せよ。また病人がもし語ることができない場合は、看病人が必ず何が見えるかを問い、もし罪相を告白したならば、傍らの人たちはそのために念仏し、共々に懺悔して必ず罪の消えるようにせよ。そして罪が消え、華台の聖衆がお迎えの姿を現わされたなら、それも前のように記録しておきなさい。

命終後

宝蓮華の台上に坐し(10)、阿弥陀仏の後ろに従って聖衆に囲まれ、十万億の国土を過ぎる間もまたこのようにして、他の境界に心を向けてはならない。

ただ極楽世界の七宝の池のなかに至って、はじめてはっきりと目を挙げ、合掌して弥陀の尊容を見、すばらしい教えの声を聞き、諸仏の功徳の香をかぎ法喜禅悦の味をなめ、多くの聖衆を礼拝して、普賢菩薩のように釈尊に従って、他の人々を救う大事業に奉仕するのである。

③源信『横川首楞厳院二十五三昧起請』（連署発願文・定起請）（『浄土宗全書』続一五巻による）

平生

毎月十五日夜をもって不断念仏を修すべきこと。（定起請一）

十五日は六斎日の一つで満月の日、この日の念仏読経は往生の業となる。未刻（午後二時ごろ）に集合、申刻（午後四時ごろ）に読経、回向、起請文をよむ、酉刻終わり（午後七時）に念仏を始めて辰刻（午前七時）初めに結願、一同で十二巻の経を読み、二千遍の仏号をとなえ、経一巻ごとに回向と、百八回の念仏、後に五体投地の礼拝を行なう。

毎月十五日正中以後に念仏し、以前は法華経を講ずべきこと。（定起請二）

凡夫は三身具足[11]の仏を見れず、八音具足[12]の仏の声も聞けず、五欲[13]に縛られて解脱できないので、『法華経』を、念仏を称える前に講じてもらい、実相の理を悟れるようにしてもらう。

十五日夜、結衆[14]の中にて次第に仏聖に燈明を供え奉るべきこと。（定起請三）

仏供とは誠を尽くしてするもの。毎月一人ずつ仏供を差し上げる。

結衆は相共に永く父母兄弟の思いを成すべきこと。（定起請五）

父母兄弟の契りを結び、父母には孝養、兄弟には友愛の誠を捧げ、生前は共に愛し合い、死後は共に真如の世界へ到達せんがためである。

結衆発願の後は各三業を護るべきこと。（定起請六）

それぞれが身・口・意の三業を護るように努力精進せねばならない。

起請に随わず懈怠を致すの人は、衆中より擯出すべきこと。（定起請一二）

念仏読経を三度怠り、また病人の看病や葬儀に参会することを一度たりとも怠った人は、仲のよい兄弟が別れるような悲しみを共にする資格のないものであるから、除外するのである。

臨終直前

〈病人〉
親しい友人に、病気にかかったことを告げる。（定起請七）
〈看病人ほか〉
結衆の中に病人ある時は、いざという時の用心を致すべきこと。（定起請七）

臨終期間

〈病人〉
病いが重くなったら看病人に次のことをたのむ。（定起請七）
「私はすでに重病で死ぬのは確実だから、あなたは私のふだん思っている、仏法興隆の誓い、罪を懺悔する善心、父母孝養の忠誠心、施与の心などを速やかに成し遂げて下さい。
あなたも考えるところを話してください。いつも考えていることを残らず話し合いましょう。
命終わるまで世間のつまらぬ話は聞かせないで下さい。
私は死後、煩悩を離れ清浄無垢の世界に生まれるのを願っています。看病してくれる人はどうか声を出して念仏して下さい」
〈看病人ほか〉
結衆中に病人ある時は、結番逓《たが》いに守護問訊すべきこと。（定起請八）
房舎一宇を建立して往生院と号し、病者を移し置くべきこと。（定起請九）
病人を看護するのは、父母に仕える気持ちでする。二人が宿直し、一日を一番とする。

黄昏どきになったらそろって病人のそばに行き、共に念仏してその声を病人に聞かせるようにする。（定起請八）

阿弥陀如来を安置する。

病人は三愛[15]を起こすことのないように注意する。

方角・日時の吉凶を論ぜず、仏像を西に向け、病人をその後に従わせ、仏像の右手に五色の幡を結び、これを病人の左手に持たせる。

焼香・散華は病人を荘厳する。

調味・撰食は病人を養う。

火葬のために棺を一個用意する。

命終後

〈看病人ほか〉
結衆の中に死者が出た時は葬儀を行なって念仏すべきこと。（定起請一一）
景色のよいところに一画を設け、安養廟と名づけ、率都婆一基を建立し、一同の墓所と定めること。（定起請一〇）
立派な法師を招き、その地を定めて印を結び、その地を区画して真言をとなえ、地を鎮めなければならない。
仲間うちで誰かが死んだなら、三日以内に、日の善し悪しを言わず、ここに葬らねばならない。（定起請一〇）
死者を埋葬する時に光明真言[16]（その威力によって苦悩の身を脱して安楽国の蓮華座上に生まれることができるとされる真言）で加持した土砂で、その遺骸を埋める。（定起請四）
全員で安養廟に行き、念仏して死者を浄土に導く。
念仏の後五体投地し、それぞれが御霊の名を二十一遍称える。

阿弥陀如来・観音菩薩・勢至菩薩に、七日のうちに、その往生したところを示していただくようにお願いする。そして往生先の善悪にしたがってそれぞれ、その後の勤めをするのである。(定起請一一)

覚鑁・貞慶・良忠の場合

①覚鑁『一期大要秘密集』(『興教大師全集』明治42年　加持世界支社刊による)

平生

それ一生の大事は最後の用心にある。九品の往生は臨終の正念にかかっている。仏道を求める者は、まさにこの心を習うべきである。生死輪廻の苦界からの脱出は、ただこの刹那にある。

身命を惜しむべきの用心：寿命の限度がいまだ決定しない間は、一向に身命を棄《す》ててはならない。医療を加え安穏となって、仏法を祈って往生の結縁を厚うすることである。

身命を惜しまない用心：自分の命期を宿曜等で占い知り、菩提の行を修すべきである。若き体も日々衰え、間もなく消耗し、夜々に衰えた老体、病患になっては気力は日に衰え、死に臨めばこの身は『金剛経』の「一切の有為の法は夢幻の泡影の如く露の如く、また電の如し」の文を観じて、つたなき身命をなげうって、早く仏道に入ること。

菩提心を発《おこ》す用心：『菩提心論』に説いてある行願[17]、勝義[18]、三摩地[19]の菩提心[20]を起こすように精進すること。

臨終直前

重病が身をせめて、食べることもおぼつかなくなる。医薬を験《ため》してその効果なければ、命終近しと思いなさい。生死の本住処[21]を捨て財宝の甘毒を離れて極楽の浄刹に入ること(本住処を移すの用心)。

臨終期間

〈病人〉

＊業障を懺悔する用心

病者は、まさにかの真言の体の阿字の義を念じなさい。

滅罪の説を深く信じて疑うことなく、また密教によってただ実相を思い、往生を成し遂げなさい。

＊極楽を観念する用心

弥陀の浄土と大日の密厳浄土と同一であると観念すること。

＊決定往生の用心

涅槃に入られた釈尊の行儀にしたがって、頭北面西に臥しなさい。眼を本尊に向けて合掌し五色を取り、もしくは本尊の印を結び真言念仏して三密[22]を怠らないこと。これが決定往生の姿である。

〈看護人・善知識〉

＊本尊を奉請する用心

命終に臨めば、『華厳経探玄記』の説のように、面を西に向けて臥せしめ、一仏立像を前に安置して、その像の手の指に幡もしくは五色の糸をかけ、病人の手にこれを持たせて、焼香たえまなくして引接するように心掛け、その命期を待ちなさい。

＊決定往生の用心

この威儀に住したら少しも中断できない。なぜならば、途中で途切れたら、心が散乱してしまうから。知識五人を招集してよく事を約束すべし。知識の人々は鳴らずして静かに居ること。知識の人は他の部屋に入ってはならない。酒肉五辛を食した者は早く退出させる。念仏もしくは本尊の真言を唱えば細くして誦し、思い忘れないように勧めなさい。

一人の知識は、引接の観音の想をさせなさい。病人の面の少し南に寄って近く坐し、眼を病人の面門印相にかけ、慈悲の心に住して将護しなさい。能引の心を発《おこ》して同音に念仏せよ。病人の東すこし北に寄って三尺ばかり去って住止しなさい。眼を病人の枕の左右にかけ不動尊を祈念し、慈救の呪を満たしなさい。天魔外道の障礙を避け臨終正念に安住し、悪鬼邪神の留難を除き極楽に往生させよ。

一人の知識は、病人の北方にあって金を鳴らす時、音の大小は病人の心に従いなさい。病苦が身に迫って東西もわからなくなれば、頭北面西に臥せなおしなさい。

命終直前

〈看護人・善知識〉

次第に意識が薄れ、深い眠りに落ちたように、わずかに息はあるが、死人のように見えだした時、出入の息を見て目を離さず病人と知識の息を同時に出入し、必ず出る息ごとに念仏を唱え合わせよ。最後の出る息に合わせて念仏せよ。もし唱え合わすことができたなら、必ず極楽往生を得る。

口に南無阿弥陀仏の六字を唱え出せば、病人の引く息に従って、仏が光を放って病人の六根(23)の罪障の闇を破す。この時に、病人の無始以来生死長夜の闇は晴れて日の相を見る（日想観を成ずる）。こうして、往生を得るのである。

命終後

〈看病人・善知識〉

＊没後追修の用心

臨終に臨んだとき、地獄か、餓鬼か、畜生か、いずれの悪趣に堕すべきか、その様相が現われるのである。看病人はその生処を予想したならば、それぞれの悪趣を破る修法を、一々示されたとおりに行ぜよ。

もし、三悪道の相が雑《まじ》って現われたり、いずれの相か判定できない時には、滅悪趣尊の護摩成秘法を行ぜよ。

亡者は成道し、普賢の願行を行じて、必ず看病してくれた人々を無上道に導くであろう。

②解脱房貞慶『臨終之用意』(『増補日本大蔵経』第六四巻・鈴木財団刊による)

臨終期間

〈病人〉

油断することなく臨終に正念を願うべきである。

〈看病人・善知識〉

一切の世間のこと、特に病人が執着心を起こすこと、立腹すべきこと、また貪愛すべきこと等を語ってはいけない。病人が心に気にかけていた財産には近づけるな。

看病人は互いに語ってはいけない。

看病する家屋の中で大きな声を出してはいけない。ただし、病人が何かを問うことがあれば、病人の心中に障りなく話をする。話し終われば、何事もすべて夢の如くであるから、神呪をわすれるなと勧めるべきである。

いかに親しい人でも、酒肉五辛を食したる人は門の中に入れてはならない。天魔がそれを聞いて、病人は心乱れて悪道に落ちるからである。

病人の思いと異なる人を決して近づけるな。客人の一々について病人に知らせなくてよい。病人の看護は、三〜五人位でよく、多ければ騒がしい。

何をさしおいても、信仰する仏を安置すること。つねに良い沈香をたくこと。神呪・宝号・観などを勧めること。

家内で魚を焼いたりして、病人の所に臭いを及ぼすな。

仏像以外の色を見せてはならない。法音でない音を聞かせてはならない。

善知識も看病人も悲心（いたわりの心）であるべきで、いい加減でおろそかであってはならない。

臨終の時は喉が乾くので、きれいな紙に水を浸して、時折少しずつ、喉を潤すようにしなさい。水を多く搾り入れてはいけない。

断末魔(24)が身に現われてくる時、骨と肉とが離れる。この死苦病苦にあうとき、指で荒々しく触れようものなら、磐石が投げかけられるように思われる。病人は、力が弱っているので、荒々しく動かせば、人の目にはそれほどに見えなくても、内心の痛みは言語に絶するほどである。

命終直前・命終・命終後

〈看護人・善知識〉

まさしく只今と見える時は、本尊を病人の目の前に向けなさい。病人の片方の耳に近づいて、次のように言いなさい。「臨終只今なり。来迎の聖衆、光明かくやくとして此処に来て下さい」と。

病人の息に合わせて早くなく、遅くなく、神呪を唱えるべきである。

すでに命終わった後に、一刻程は耳に唱え入れるべきである。なぜなら、表面的には死の様相であるが、そこにはまだ心（魂）がある。魂が去っていかないで死人のそばにあって称名を聞けば、彼は、悪道に入るところであったが、中有よりあらためて浄土に生まれるであろう。

死んで後、五時～六時の間動かしてはいけない。まだ心ある時に、看病人は手荒く触れたり動かしたりすることは絶対にあってはならない。

③良忠『看病用心鈔』（玉山成元「善導著『臨終正念要訣』について」小沢記念論文集『善導大師の思想とその影響』所収による）

臨終期間

〈病人〉

病人は自分の意のままにならなくとも、決して怨んだり怒ったりしてはならない。正念を失うことになる。まして最後臨終においては、ことに慎まなければならない。

弥陀は四十八願を起こして衆生を済度すると『無量寿経』に説いてある。それには口称念仏を怠ってはならない。命の尽きるまで念仏を続ければ、弥陀の本願によって極楽に往生することができる。

日頃から一生懸命念仏していた某が、その功徳で臨終に仏の来迎があり、正念往生を遂げることができた。だから最後の念に至るまで「助けたまえ阿弥陀仏」と、すべてを仏に託して、来迎を待つように心がけなければならない。

〈看病人・善知識〉

病人の部屋は別のところに設けて綺麗に飾り、病人が寝ながら拝める所に仏像を安置し、仏の手に五色の幡をつけて病人に引かせること。

香をたき華を散らして病床を飾り、病人の近くに心を引くものは置かないようにする。人の命が終わるのは刹那のことであるから、病いが軽いからといっておろそかにしてはいけない。まして夜分になると病気は重くなるから灯を明るくしてよく顔色に注意すること。

酒・肉・五辛等を食べた人を病人に近づけてはならない。なぜなら、悪鬼が乱入して三悪道に堕ちると善導が戒めているし、現に多くの証拠がある。善知識と看病人のほかは、たとえ妻子であろうとも近づけないこと。

善知識・看病人は三人でよいが、病いが重ければ四、五人でもよい。絶えず病人の眼色に注意し、浄土の教えを説いて心を澄ませ、呼吸に合わせて念仏を勧めなければならない。その念仏の声は、高くもなく低くもなく病人の耳に聞こえる程度に、また速度は速くもなく遅くもなく病人の呼吸に合わせるようにしなければならない。看病人は、どんな人が見舞いに来ても、病人が嫌がるからと言って面会させないこと。

祈禱などはしないこと。灸をすえることは病苦を除くだけで命を延ばすことではない。病苦を除いて念仏ができるようにすることはよいが、こちらから尋ねて灸などをすえないこと。往生の障りは、生を貪り死を恐れることである。看病人は、善導の『臨終正念訣』をよく理解し病人にも読んで聞かせ、病いを往生の期と喜んで、一心に死を待って来迎を望む心境に進めること。

どんなことがあっても妄念を起こさないこと。人間の死は過去の因縁によるもので一様ではない。けれども臨終の一念で往生ができる。横死頓死の人でも前に念仏を称えていれば、功徳によって往生することができる。だから、重病人が臨終の刹那に念仏をすると、仏の慈悲加祐の護念力によって正念往生することは疑いない。この道理をよく聞かせて来迎を待つこと。

病人が魚や酒肉を食べたいといっても与えるな。魚や肉を食べることは普通でも禁止されている。まして病人に食べたいものを尋ねては心を乱す。枕元で世間話をするな。ただ厭離穢土・欣求浄土を勧め、念仏を励ませ。

本人が言うならば別であるが、臨終の迫った重病人に遺言はないか等と聞いてはならない。病人に来迎を望ませるには臨終の念仏往生が大切であるから、そのことの方に注意を引かせるようにせよ。

絶対に病人を苦しめるな。大小便も、できれば寝たままでさせ、すぐ取り替えてやり、また散華を換えて、いつも病床は綺麗にすること。

不浄の時は、屛風または障子を立てて仏との仕切りをしなければならないが、病状が悪化して臨終が近くなったら、障子や屛風にかまわず用を済ませ、常に紙を水に浸して喉を潤し、仏を拝ませて念仏を勧めよ。

病人が夢を見たら善知識に語るようにしなければならない。善知識はそれを聞き、悪夢の時は病人は一緒に懺悔して滅罪の念仏を、また善夢であればそれを勧めるように念仏を一層実行するように心がけよ。

病人が苦痛に責められて物狂わしくなり、気色を乱したなら、看病人は、「弥陀身色如金山」「観音頂戴冠中住」「門々不同八万四」の『往生礼讃』の三偈(25)を高声で称え、心を落ちつかせるようにしなさい。それでも駄目ならば、病人の耳もとで念仏を称えるしかない。

病人が苦痛転倒し、何としても言うことを聞かないとしても、決して捨てばちになるな。必ず十念の力によって往生を遂げることができる。病人が往生できれば、その利益は大きい。

病人には常に『臨終講式』や『往生要集』の「十楽(26)」を読んで心を落ちつかせ、静かに念仏を申しながら「光明遍照十方世界、念仏衆生摂取不捨」などの来迎の讃を称えて念仏を勧めた方がよい。

命終直前

最後を見とどけることは大切である。人間が死ぬ時は、呼吸が速くなったり遅くなったりする。また今までの苦痛がなくなったり、正念が確かになったり、よくものを言ったりする。このように人によってさまざまであるが、これを良くなったと思っておろそかにしないこと。

病人の息が絶えようとする時は、病人に触れたり動かしたりするな。

命終後

病人の息が絶えた後も、騒がしくしないで心を澄まして一～二時間念仏を続けよ。この功徳によって死人は中有から往生ができる。

むすび

中国浄土教以来の日本仏教の資料から、あたかも扇の要を善導に置いて広がっていく「臨終行儀」を巡る思想の潮流に、竿さすことができた。そこには、宗派化した仏教では捉えられない日本および日本人の本質とも、本性ともいえるような情趣がある。日本において習俗化したこの行儀の中に仏教の水脈が潤々と流れているのを感じる。つまり、『ブッダ最後の旅』（岩波文庫）がつぶさに描いている人間ブッダの姿と重なりあうターミナル・ステージおよびケアの方法がこの潮流の中に見つけ出されるのではないかということである。

ブッダとアーナンダのやりとり（問答）、病人（往生人）と看病人（善知識）との間柄が源流となって、わが国に育てられたこの行儀が、現代人の課題にとって限りなきヒントと原理的素材とを提供しうると思われる。

注

（1）　命がまさに終わろうとし、死に向かおうとする時が臨終である。その時、心を一つに整え、仏の救いを信じ、ひたすら仏名を念ずることを臨終正念という。この時、仏が浄土からお迎えに来られ、浄土往生ができると、源信（九四二―一〇一七）は『往生要集』第六章に示した。これによって平安時代以来、日本人のあつい信仰となった。臨終の人は心身が弱り、死の恐れに気力を失うから、平生から心が通じ合った人々が枕元について、その正念を助け、励まし、仏の来迎、浄土往生の道が開けるよう、臨終正念を遂げさせるために、看とる作法を事細かに、この書が示している。

時には枕辺にお迎えした仏の画像とか、木像を拝み、さらには五色の糸で仏の手と臨終の人の手とをつなぎ、それに頼り、すがって臨終正念を助けるようにした。これを糸引き念仏といって、広がっていった。

(2)『往生要集』をテキストとして二十五人の同志による臨終行儀を実践することを誓い合ったグループ。当然、源信の指導である。臨終の場所となるお堂(住居とは別に設けられた浄土への発進基地)を作り、メンバーの誰かが臨終になると、他の全員が正念を助け、励ます奉仕に専念する盟約の集いである。墓所も共同で作り、死後の連絡も誓い合った。いわば現世と来世にわたる結盟の念仏結社である。二十五という数は、二十五有(う)といって迷界(生死界)の総数であって、そのすべての苦界からの脱出を願い、仏の救いを信ずる心から出た数である。二十五人の一人一人がそれぞれの有(迷界)を代表したものか。三昧とは念仏ひとすじに励む念仏三昧の同志同行を意味したものであろう。

(3) 中国浄土教の大成者。自身ではきびしい修行に励み、一般の人々のためには、仏の悲願による救い、念仏の教えを説いた。日本では、法然がひとえにこの人の教えによって日本浄土教を確立した。

(4) 仏道を、仏の救いを教え導いてくれる真の友人。ここでは臨終正念が遂げられるよう励まし、気力を与え、共に念仏三昧をめざす看病人。

(5)「臨終行儀」は二百年後の鎌倉時代にまでおよんで流布し、重んぜられていった。そうした中で法然の念仏一つを専修する教えも、広がっていく間に、曲解するものが出てきた。「平生の念仏は、臨終正念のためにする日常のトレーニングにすぎない。臨終の念仏がうまくやってのける自信があれば、平生の念仏は不要である」と独断する手合いである。その根底にある根本的な誤りは、自分が成し遂げた臨終正念によって浄土からの来迎があり、往生ができるという受け取り方である。法然の念仏の教えを、この世脱出の護符、浄土往生のためのチケットと受け取り、それは自分の力で手に入れるべきものと解したのである。仏の悲願によって与えられた念仏、他力の門を説く法然の教えが、このように勝手な解釈によって、平生の念仏を怠り、臨終時にだけの賭け事にしてしまう一派の連中を、法然はきびしくたしなめねばならなかった。獅子身中の虫である。「怯弱」(こにゃく、怠け心)といい、

「僻韻」（ひかいん、ひがんだ受け取り方）という戒めはこのためである。

いま一つ、法然の時代は武家台頭の戦乱の世であった。心静かに死を迎えることができず、非業の死に遭う人々も少なくなかった。法然には、その人々こそ仏の救いが必要と、念ぜられたのである。

『往生要集』の「臨終行儀」の中に「臨終の一念は百年の業にまさる」という一句がある。「いまはのきわの一声の念仏は、長年にわたって積んできた多くの修行の功徳よりもすぐれている」というのである。人々はこの一句にひっかかった。生きている間、日常の念仏なんか、ちゃらんぽらんでもいい。往生の可否はただ臨終の一声にかかっているのだと思い込む連中が出てきたのである。

念仏に二つはない。日々の念仏は、今が最後の一声と思い、その日その日を積んでいけ、そしてまた、あなたは死んでいく人、わたしは生き残る人、……そんな区別は同唱の念仏にはない。いつでも、どこでも、だれでも、皆一つの念仏を積んでいくことが、仏の下さった念仏、ただ一向にする念仏なのだ、というのが法然の教えである。

（6）　浄土に生まれるものが持つ三種の心。①至誠心（しじょうしん）、②深心（じんしん）、③廻向発願心（えこうほつがんしん）である。

これは『観無量寿経』によるが、一方『無量寿経』に説かれた第十八願によれば、次のようである。

ⓐ至心（ししん）　ⓑ信楽（しんぎょう）　ⓒ欲生（よくしょう）

法然はこの二経に説かれた三心の関連に深く思いをこらしている。しかし、ここでは前者の『観経』の三心が表に立っている。

①至誠心（心の底からのまごころ）

②深心（念仏によって救われるとの信心）

③廻向発願心（自己の念仏を他の人にさし向けて、共に浄土を願う心）

しかし、三つに分かれた三心は、とどのつまりは深心にまとまるというのが法然の真意である。法然は、分けてとらえようとする念仏観をいましめ、ただ、一すじの真実の信心の念仏を示そうとした。

（7）　弓矢をとって戦うことを本業とする武家に生まれた人。仏教では最も重い罪とする殺生を生業として一生をすごす運命を担った人。

(8) 酒と肉と五種のにおいのきつい野菜。仏道修行の上ではこれらの飲食を禁じた。臨終行儀では病者はむろん、看護者にもこれを固く禁じた。その人が室に入っただけでも、魔の障りで病人は狂い死にをし、往生はおよびもつかないと、いましめられている。

(9) 古代インドのコーサラ国の都シラーヴァスティーにあった修行施設。釈尊とその弟子、教団のために建てられた道場。その設立の由来については、釈尊に対する信仰の深い人々の奉仕のことが物語られている。七層あったというその建物の西北の隅に、臨終を迎えた人を看護する別の施設があり、無常院と呼ばれていたという。

(10) 宝蓮台ともいう。宝玉で造られた蓮の花の開いた様相をかたどった台座。仏の台座である。来迎にあずかったものは、これに乗せられて浄土に連れていかれるという。宝蓮華とは宇宙が生起する根元、無量無限の創造力の象徴である。

(11) 仏の身は三つの特色をそなえているという。三種の想定にはいろいろな見方があるが、『往生要集』では①法身（ほっしん）②報身（ほうじん）③応身（おうじん）の三つの仏身を示している。

法身とは形を超えた永遠不変の真理の当体、報身とはその真理の生きた姿、人々を救おうとする願いと実行を重ねて報われた功徳の姿。応身とは人々を救うためにその人の姿に応じて現われた身。仏はこの三身がそなわっている。

(12) 仏が法を説く時、深遠な原理を伝える八つのすぐれた音声。

(13) われわれのもつ五官（眼《げん》・耳《に》・鼻・舌・身）によって起こる欲望。五つの感覚による対象への感覚的欲望。中でも愛欲が最たるもの。

(14) 結縁衆（けちえんしゅ）の約語。死後をも結ぶ固い盟約をかわしたグループ。

(15) ここでは臨終に生じる三つの強い執着。自体愛（生きるわが身に対して）、境界愛（この世のさまざまな物事に対して）、当生愛（未来の世に生まれる世界への希望について）。

(16) 最も重要視されている真言（神聖な呪句）。これを七遍唱えれば、すべての罪が消え、幸せが得られるという力が受けられるという。この真言で加持祈禱した土砂を死者にかければ、浄土に生まれるという。これによって霊と肉が分離し、けがれた苦界の身を脱して、浄らかな霊界に入ることができるという信仰である。

原語では「オーム・アモーガ・ヴァーイロチャナ・マハームドラー・マニ・シヴァラ・プラバルタヤ・フーム」(oṃ amogha vairocana mahā-mudrā maṇi pamdma jvala pravarttaya hūṃ)。わが国では「オン　アボキャ　ベイロシャノウ　マカ　ボダラマニハンドマ　ジンバラ　ハラバリタヤ　ウン」という伝承音が使われている。

(17) 行(実践)と願(誓い)。自己の開悟と人々を救済することを誓い、その実行に没入すること。この二つは一体のもの。

(18) 最高の真実。分別を超えた智慧で悟る対象となる真実。

(19) (さんまじ・さまじ) 古代インド語のサマーディ(samādhi)の音写。三昧(さんまい)とも書く。

(20) 悟りを得たいと願う心。特に人々を救おうと誓う求道心。仏道を達成させる偉大な力をもつ心の態勢として重視されている。

(21) 遠い過去世から、生まれかわり、死にかわって住んできた穢土(えど、けがれた世界)。われわれが今まで生と死を繰り返し、輪廻しつづけてきたし、これからも流転することになっている本来の住処。そこからの脱出が命終によってのみ可能だという自覚が、この「菩提心の用心」の根底にある。「決定往生」は成果である。

(22) われわれの行為を三業(さんごう)という。身体にかかわる行為を身業、言語にかかわる行為を口業(くごう)、意思にかかわる行為を意業という。これら三つの行為のはたらきが仏のはたらきとみなされるとき、それぞれを身密・口密・意密と呼び、不思議なはたらきとなる。われわれにはこの三密にかなう力をもっているから、修行が重視される。

(23) われわれにそなわる六つの能力と、その能力をもつ器官。眼根(げんこん)は視覚能力とその器官、同様に耳根(にこん)・鼻根・舌根・身根(触覚能力とその器官)・意根(以上の五つが感覚であるのに対して、これは知覚)、この六根を光明によって清浄にしないと無明の闇につつまれる。

(24) われわれの身中には六四とか、一二〇とかの箇所に特別な急所があるとされ、これを古代インドではマルマン(marman, 漢訳の音写は末魔、末摩)といい、死穴などと訳している。死が近づくと、地・水・火・風の四大（四元素）の結合のバランスが崩れ、それによってこの急所に激痛が生じ、そして絶命する。臨終の苦痛はこうして起こるという。

(25) 偈とは仏の教え、仏や修行者をたたえる詩句。ここには善導作の『往生礼讃』から三つの偈が選ばれている。この書は、念仏行者が日々、時を決めて一日に六回、念仏のすばらしさ、浄土の美しさをたたえる偈を唱える行法のテキストである。ここには三つの偈の初句を示しているが、最後の「門々不同八万四」の偈はこの書にはない。

(26) 浄土への道、浄土に入ったものの味わう心情的な幸福感を十に分けて述べたもの。

世俗の「縁」と往生の「契り」

笹田教彰

仏教とターミナル・ケアに関する研究は、ターミナル・ステージにおける、仏教と医療との架橋をめざすものであり、現時点での仏教（仏教者）の果たすべき役割を問うものである。ただしそのことは、仏教と医療が、現代では、両者の有機的な連関を模索しなければならないほど、明らかにその役割を異にしているということや、老・病・死に関するさまざまな問題をめぐって、両者が対峙しているという現状などにもとづいているといえよう。

ところが、わが国では平安時代の中期に「臨終行儀」が創始され、中世・近世を通じて長く営まれてきた。死を目前にした病者の看病・看死、さらには葬送までをも含む臨終行儀の営みは、仏教（浄土教）の理念にもとづいたターミナル・ケアであったといえよう。このような臨終行儀が、具体的にはどのように受容されていったのかという問いは、おのずから当時の人々の老・病・死に対する観念や、人の終焉をめぐるさまざまな実状を明らかにするものであろう。

たとえば、鎌倉末期に編纂された『沙石集』（岩波大系本）には、病いや看病・看死のありかたをめぐって、興味ぶかい内容の説話が記載されている。ここでは、とくに巻四に収められている説話を中心に、その内容を簡略にまとめて、若干の検討を加えることにしたい。

①ある山寺の別当で、弟子や門弟も多かった上人は、年老いて「中風」になり、身体の自由がきかなくなった。命だけはながらえて年月を経るうちに、「弟子共モ看病シツカレテ、ハテハ打ステ」られてしまった。ところが、「ソノカミ思カケヌ縁ニアヒテ、思ノ外ナル御事ノ候ケル某ト申ス者」の娘が現れ、懇《ねんご》ろに「最後マデ看病」したことにより、その上人は「心安ク終リ」をとげることができた（巻四の三）。

②大和国松尾寺の中蓮房は、弟子や門徒が多かったが、「中風者、片輪人ニナリテ後」は、結局看病をしてくれる者がいなかったために「乞匃非人ニナリハテ」てしまった。小さな庵を結び、乞食《こつじき》によって命をつながざるを得なくなった彼は、道をゆく僧を呼びとめてはその僧が独身であるかどうかを確かめ、みずからの身の上を語った上で、「妻子アラムニハ、コレ程ノ心ウキ事ハアラジトコソ覚レ」と、妻帯の必要性をといたのであった（巻四の四）。

医療の水準が決して高いとはいえなかった当時においては、穢を忌避する観念も強かったために、疫病や業病をえた病人が家から放逐されてしまうという事例がしばしばみうけられる。そのような病者の多くは、葬地で一人死を迎えるか、あるいはまた非人宿に引き取られて乞食を余儀なくされたのであった。ここに登場する山寺の上人と中蓮房も、まさに「打ステ」られた病者である。ただしその両者の運命を大きく左右したのは、看病者の有無であった。上人の場合は、どこからともなく現われた娘の看病によって、安らかな死を迎えることができた。ところが中蓮房の場合は、看病者がいなかったために、「乞匃非人」＝「無縁病者」にならざるを得なかったのである。なお当時の説話集には、縁者（多くは娘）の手厚い看病を高く評価する話が散見される。孝養に対する称讃の背後に、身内による看護へのあついまなざしをみてとることができるのではないだろうか。

ところで「カカル病ハ必シモ人ノ上ト思給マジキナリ」と、中蓮房は妻帯を勧めたが、その方法は、どうやら最善の策ではなかったようである。というのは、この二話に引き続いて記されている説話が、妻帯者の実態を物語っているからである。

③ある山寺に、妻をめとって住んでいた法師がいた。この僧は自分が重く患った時、妻が懇ろに看病してくれたので心安く思い、「弟子ナムドノカカルワ希《まれ》也。賢ゾ相語テ、臨終モ心安クシテムズナム」と思っていた。ところがいよいよ最後の時になって端坐合唱し、西に向かって念仏を称えたところ、この妻は「我ヲステテ、イヅクヘヲワスルゾ。アラカナシヤ」と、僧の首に抱きつき、引き伏せてしまった。僧は「アナ口惜。心安臨終セサセヨヤ」と、起きあがって念仏を称えたが、再び引き伏せられてしまい「臨終作法ハ実ニケシカラズ」というありさまで終わりをとげたのである。

『沙石集』の編者無住は、これを評して「是ホドノ事ハマレナレドモ、妻子ナミイテ、悲ミ泣キシタウヲ見テ、下機根ハ、争《いかで》カ障ニハナラザルベキ。実ニ出離ヲ志サム人ハ、臨終ニ菩提ノ山ニ入道ノホダシヲステ、煩悩ノ海ヲワタル船ノ、トモヅナヲタツベシ」と記している（巻四の五）。

④ある山里の遁世門の上人は、ずっと独身であったが「七旬ノ齢ニ及テ、若キ尼ヲ語テ、庵室ニ置キ、且ハ看病ヲモセサセムト思」っていた。ところがこの尼は、老僧に対して懇切な世話をせず、若い修行者と密かに通じ、財産を目当てに老僧を殺そうとした。結局老僧は危ういところを助けられ、尼も処罰されることになった。

無住は「此事ハ、老僧ヲモ、尼公ヲモ、能々《よくよく》ミ侍キ。其庭ニ無キ斗《ばかり》ニテ、事ノ子細ハ能々聞侍キ。加様ノ事ヲ思ニハ、中風者ガ勧進ニモ随ヒガタシ。能々斟酌スベキモノヲヤ」と結んでいる（巻四の六）。

ここに登場する二人の妻は、いうまでもなく「身内」であり、世俗的な意味での「縁者」である。③の法師は、病床についたものの、懇切な看病を受け「打ステ」られはしなかった。弟子のなかにもこれほどの者は希《まれ》であろうと思われたのは、はやり身内であったからであろう。しかしながら、その恩愛の深さが逆に法師の往生を妨げる結果となったのである。「臨終行儀」のテキスト類においては、妻子・眷属を近づけるべきではないと説かれている理由も、先に掲げた無住の評から窺《うかが》うことができよう。

また、たとえ妻をもうけたとしても、看病をしてもらうことさえおぼつかないことが④の事例から知られよう。このような現実を見聞した無住は、中蓮房の勧めた妻帯という方法を、まったく否定してはいないものの、そこに検討の余地があることを示唆しているのである。

病いをえたために「打ステ」られ、だれもが無縁病者となりかねない当時の社会において、看病者の有無は病者にとって切実な問題であったことがこれらの説話から窺えよう。そこでは、妻子などの肉親縁者による看病が期待されていたが、逆にそのことが病者の安楽な死＝往生を妨げることにもなったのである。それは世俗的な「縁」の脆弱な一面を物語るものであろう。

このような状況のなかで注目したいのは、『発心集』（新潮『日本古典集成』）に登場する一人の僧侶である。彼は「形の如く後世のつとめを仕」っていたが、「知れる人も無ければ、善知識も無」く「罷り隠れけん後は、とかくすべき人も」思い当たらなかったという。そこで、「後世者」と思われる人が、家の前を通りすぎたならばなかへ呼び入れ、今後のことを託そうと思い立つ。おりしも通りかかった安居院に住む聖が呼び入れられた。事情を聞いた聖は「浅からず契りて、おぼつかならぬ程に行き訪《とぶら》ひ」、また僧の臨終の場に「本意のごとく行きあひ」て「見あつか」った結果、僧は「臨終思ふようにて終」をとげることができたという（巻二の一）。

このように安居院の聖は、没後のことまでを含んだ老僧の要請に応え、時々老僧のもとを訪れては世話をし、その臨終を看とり、菩提を弔ってやったのである。老僧と聖の間は、同じ後世者としての深い「契り」で結ばれていたのである。それは世俗の縁とは異なった、往生の「縁（えにし）」であったといえよう。

ところで、平安中期から中世にかけての臨終行儀のひろがりは、善知識僧による死の看とりの定着でもあった。その際、臨死者と善知識僧（看とられる者と看とる者）とが、生前から固い契りを結んでいた場合がみうけられる。たとえば平維茂は、源信僧都と「年来之約」によって「知識之契」を結んでおり、そのため臨終には、「極楽迎接曼陀羅」を贈られ、一心に観念しながら往生をとげた（『後拾遺往生伝』巻中）。また藤原為隆も智徳の僧を呼んでは講会を営み、「知識之約」をなし「臨終之儀」を契っており、「安住正念」にて往生をとげた（『後拾遺往生伝』巻下）。あるいは山城国山崎の住人武元は、平生に出会った僧都と、みずからの命終の時に善知識として会わんという契りを結んでおり、その願いのとおりに往生をとげたのである（『本朝新修往生伝』）。

このような僧侶との契りは、いわゆる結縁《けちえん》とみることができよう。しかしながら、それはたんなる積善行為にとどまるものではなく、みずからの臨終を安住正念にてむかえ、往生浄土をとげんことを期して結ばれていたのである。したがって、その意味では「契り」を結ぶこと自体に、みずからの救いを見出していたと考えられるのではないだろうか。

往生浄土への切なる願いにもとづいて結ばれるこのような契りの意義は、すでに二十五三昧会の結衆において示されているといえよう。かれらは十悪五逆の悪人といえども、命終の時に善知識の勧めによって十念を成就し、往生浄土をとげうるという『観無量寿経』下下品を、「我等来世之誠証」とうけとめ、互いに善友となることを契り、臨終にはあい助け教えて十念を成就せしめんとしていたのである（『発願文』）。

ターミナルステージにおける医療が確立していない近代以前において、臨終行儀に意義を見出すことは容易である。しかしながら極楽や地獄といった他界の観念すら希薄化している現代社会にあって、臨終行儀はその役割を果たしうるのであろうか。とくに異端の教えが蔓延《はびこ》る今日、心の救済を怠る既成仏教に明日はない、といった批判も耳にする。しかしながら日本の仏教は伝来当初より心の救済を目指し続けてきた、とあえて言いたい。諸行無常・厭離穢土の思想を説き続け、無病息災・怨霊調伏といった人々の切実な願いに応え続けてきたのが仏教なのである。もちろん人々に、より広汎に受容されたのは現世利益のための祈禱であり、死霊鎮送のための追善儀礼ではあった。欧米的な合理主義が浸透した現代ではより理性的になった我々の「心」が、呪術的な祈りや葬送儀礼を心の救済と見做さなくなってしまっているのである。つまり本質的な問題は、我々の心のありよう自体の変質にあると言えよう。それでは一部の知識人たちによって受容されてきた浄土教的な救済思想は、心の救済を求める現代社会において飛躍的な発展を遂げうるのであろうか。世俗の名聞・利養に対する執着を断ち切り、自己の死を直視するというのは、言葉にするのは容易ではあるが、葬送＝死を連想させる僧侶を病院に入れないといった精神的風土のなかでは、その発展をあまり期待できないのが現実であろう。もともと日本人は死をケガレとして忌み嫌い、死を連想させることがらを極力避けてきた。既成仏教が心の救済を怠ってきたように思われるのは、死を隠蔽する文化がその発展を阻んできたからにほかならない。このような実情を踏まえて注目したいのは『沙石集』に記されていたように「心安ク終リ」を遂げるということの意味である。つまり死後世界の安楽（往生浄土）よりも安らかな死を迎えたいという発想が臨終行儀を定着させていったと考えられよう。その意味で臓器移植をしても所詮死を免れることはできないといった自己の死に対する主体的なアプローチの意義を積極的に説き、安らかな死を迎えることの意味を教学的に肉付けていくことが必要なのではないだろうか。

第2章　仏教の死生観

ゴータマ・ブッダの死生観

雲井昭善

はじめに

仏教は、本来的に「生死」を問いつづける宗教であり、いまになってことさらに生死の問題を問うものではない。「生死一如」「生死常道」、そして「生死即涅槃」という仏教用語が示すように、まさしく人生の根本問題と対決する上での重要、かつ不可欠の命題であった。にもかかわらず、これらの術語に対する仏教者の真摯な問いかけと、その内実化、肉づけが十分になされてきたとはいえない。

現代社会の問題提起の中で、人生の終末をいかに迎えるか、というういわゆるターミナル・ケア（Terminal Care 終末看とり）の問題が、宗教界にとって大きな課題として登場した。人間に限らず、すべて生あるものは滅してゆく。当然といえば当然のことである。この条理を「諸行無常、是生滅法」と、原始仏教聖典以来、仏教は語りつづけている。人生にとって終末（死）とは何か。そして、その終末をいかに迎えるか。あるいは、終末を迎えつつある患者に対して、人は、とくに宗教者は何をなすべきか、またなしうるか、という問題は、今日、大きな宗教問題として提起されている。

こうした人生にとって最大の課題が、いま、われわれの日常性の中で問われつつある。そのような諸問題の中で、当面するターミナル・ケアの課題は、もとより人の終末期をいかに看とるかということが問われるのであるが、そのことは、自らにとってのテーマであると同時に、終末を迎える患者に対して、いったい何が自分にとってできるか、という二つの面を問いかけている。そのことは、宗教者にとっての死生観の確立と、ターミナル・ケアに対する内実化を要請しているといってよかろう。では、この二つの課題に対して、仏教は、何を、いかに解答していたか。

この小論は、ゴータマ・ブッダの死生観と仏教の死生観を基調とし、いわゆるターミナル・ケアについて、仏教者が何を、いかになしうるか、あるいはなすべきであるか、について、考察しようとするものである。

「死」をめぐるインド古代の思惟

インド古代人にとって最も必要にして不可欠の生活条件は何であったか、といえば、天・神の秩序、規則（天則という）に随順して現世の幸福、繁栄、無病、長寿を祈願し、供物を捧げて神に奉仕することであった。神の存在を設定する点ではキリスト教、イスラーム教と変わりはないが、神の性格については異種であることはいうまでもない。

さて、人間が死を免れ得ない存在であるとする自覚は、洋の東西を問わず共通の思惟である。死を免れ得ないという恐怖感は、切実な問題として古代人の心に重くのしかかる。「生」と断絶する「死」を深く凝視すればするほど、古代人の心は揺れ動いたに相違ない。

「死」は「飢える者にも食足りる者にも近づく」（『リグ・ヴェーダ』一〇・一一七・一）ゆえに、平等に生ある者に近づく。この観念の背景には、一つには現世に対する厳しい諦念と、二つには「死」を越え、かつは永遠に至福が続く世界、古代人の表現をもってすれば「不死」を願う意識がある。

「歓喜と愉快、享楽と悦楽との存するところ、至高の欲望の成就せらるるところ、そこにわれを不死ならしめよ」（『リグ・ヴェーダ』九・一一三・一一、九・一一三・一〇参照）

このように、不死による永遠の生をねがう姿は、有限な此岸、現実の生活に対する反省と確認に支えられたものである。したがって、たんなる現生存の否定ではない。そのことは、現生存における充実した生をねがう姿の中に窺うことができる（拙著『仏教興起時代の思想研究』二六三頁以下参照）。

死後の世界については、古代インドにあっても例外なく関心を寄せたあとが窺われる。すなわち、死後の世界としてのヤマの世界に関する賛歌として伝承されているのがそれである。

「ヴィヴァスヴァット（太陽神）の子ヤマ（死者の支配者）が王たるところ、天界の密所（楽園）のあるところ、かの若々しき水（新鮮な水）のあるところ、そこにわれを不死ならしめよ。―インドラよ、…」（『リグ・ヴェーダ』九・一一三・八）

「美しく葉の茂る木のもとにヤマ（死者の支配者）が神々と会飲するところ、そこに部族の長、われらが父は古代の者たち（祖先）を求めて注視する」（『リグ・ヴェーダ』一〇・一三五・一）

これらの賛歌から、われわれは、古代インド人の思惟のあとをみることができる。すなわち、人間は死後、祖霊たちが住むヤマの世界に入り、そこで祖先とともに饗宴を楽しむ、といわれる。

ところで、人間が現世での生存のみで終わるのか、それとも他世において何らかの連続があるのかという設問、すなわち他世考は、原始宗教以来、人間が抱き続けてきた問いかけである（棚瀬襄爾『他界観念の原始形態』参照）。その場合、多くの共通点は、何らかの形で現世と他世とが連続しているとみる思考が先行している。人間の一生が有限である、という自覚は、「死」という不可避の現実によって現世と断絶することは否定できないとしても、それでもって、死者と生者との断絶を意味するものではないとする思考が、古代人に共通したもののようである。

さて他界は、現世の世界と対峙する世界であり、此岸に対する彼岸、此の世に対する彼の世である。古代インドの思惟では、すでに述べたように、⑴現世と続く、もしくは現世の延長線上にあって永遠の幸せが満たされるとする楽観論と、⑵「死」と「不死」というごとき対置関係の中で、死後の「不死」界をねがう願望論とが交錯している。しかし、こうした未分化の他界観念が、やがて他界、来世を決定する要因を生み出すのであるが、その根底には、現世における行為が来世に報償されるという思想が育った背景がある。こうした背景が顕著にインド古代に現われてきたのは、前一〇〇〇―八〇〇年ころ、仏教興起に先立つこと四、五世紀以前の『ブラーフマナ』時代である。そして、それが輪廻思想と関連して、この世における行為と来世の果報との因果関係で問われてきたのが『ウパニシャッド』時代である。そのあとを追ってみよう。そして、この思想がやがて興起した仏教思想と深く関わってくるのである。

『ブラーフマナ』時代の特徴は、いわゆる四姓制度の確立（前八〇〇年）によって、司祭者バラモン階級による祭祀至上主義が確立した時代である。この祭式文学の中で、何が語られていたであろうか。

「かの死は神々に言った。このようにして、すべての人々は不死になるであろう。そうであるならば、何が私のための配分になるだろうか、と。彼らは言った。

このようにして、どのようなものでも肉体とともに不死となるのではない。汝がこれ（肉体）を配分として取る時、不死となる者は知識（ヴィドヤー）によって、或いは浄行（カルマン）によって肉体を捨て去り、不死となるのである。……祭火であるものはまさしく知識である。祭火であるものはまさしくかの浄行である」（『シャタパタ・ブラーフマナ』一〇・四・三・九）

「このようにこれを知る者、或いはこの浄行を行なう者たちは、死して後、再び生を得る。その生は、まさに不死たるものに到る。しかし、このようにこれを知らぬ者、或いはこの浄行を行なわない者は、死して後、再び生を得て何度もくり返しくり返し、かれらはまさにこれ（死）の餌食となる」（『同』一〇・四・三・一〇）

以上の資料から、われわれは次のように理解できる。一つは、死の恐怖は身体（肉体）に関わるものであり、その死は再生を介して再死をくり返すという思想であり、二つには、知識と浄行が死を超えた不死を約束するという思考である。この知識と浄行の内容は、『ブラーフマナ』文献の性格からして祭祀に関するものであり、祭式の知識とその実行を意味していたことは疑いない。

ところで、他界思想が輪廻思想と関連し、かつ、現世における行為と深く関わることを明確に語ったのが『ウパニシャッド』である。

すでに、『ブラーフマナ』文献において、「現世になした善業、悪業を死後に秤《はかり》にかけてその軽重を秤る」（『ジャタパタ・ブラーフマナ』一一・二・七・三三）というが、生存中の人間の行為が未来の生存に大きく左右するという思考は『ウパニシャッド』文献において成熟する。

すなわち、「実に福徳の行為（善業）によって善きものとなり、悪しき行為（悪業）によって悪しきものとなる」（『ブリハッド・アーラヌヤカ・ウパニシャッド』三・二・一三）いわゆる業と輪廻との結合である。それが体系づけられたのが二道五火教といわれるものであるが、二道は天界へ通じる天道と、祖先の住む世界に通じる祖道であり、五火教とは、人が死んで荼毘に付されると煙が⑴月に到り⑵雨となって地上に降り⑶食物となり⑷精子となって母胎に入り⑸胎児となって新しい生命として誕生するという、いわゆる死→荼毘→火葬の煙→⑴月→⑵雨→⑶食物→⑷精子→⑸胎児（再生）の輪廻の構図を示したものである。

こうして、人間のなす善・悪の行為が来世の生存と深く関連する、という因果応報と輪廻思想とが結合して、古代インドに定着する。このような土壌、背景の中で、仏教が前五、六世紀のインドに興起したのである。

初期経典にみる「死」と「生」

仏教の開祖ゴータマ・ブッダ（釈尊）は、生・老・病・死（四苦）によって代表される人生苦の解決をめざして出家し、それらの苦をいかに受容し、かつ脱皮するかを模索した。したがって、生・老・病・死の問題は、いわば仏教の出発点であったし、かつ、この問題といかに対決するかが、仏教の基本的課題でもあったのである。この根本命題をめぐって、仏教者に限らず、すべての人が自らの死生観を確立することが、いま、まさしく問われているといってよかろう。

ところで、老・病・死について、釈尊は、若き日の回想の中でこう語っている。

——老いについて——

わたくしは、裕福できわめて柔軟な身体であったが、このような思いがあった。

無学の凡夫は、みずから老いゆく身であり、同様に老いるのをのがれないのに、他人の老衰したのを見ては考えこみ、憐れみ、恥じ、そして嫌悪する。

しかし、わたくし自身も老いゆくもので老いることをのがれない。けれども、自分こそ老いゆくものであり、老いをまぬがれないのに、他人が老衰したのを見ては悩み、恥じ、そして嫌悪するであろう。このことは、わたくしにはふさわしくない。わたくしがそう思ったとき、青年期における青年の意気――若さの驕り（Yobbana-mada）――は全く消え失せてしまった。

―病いについて―

無学の凡夫は、みずからが病むものであり、病いをまぬがれないのに、他人が病んでいるのを見ては考えこみ、悩み、恥じ、そして嫌悪する。

しかし、わたくし自身も病むもので病いをまぬがれないのに、他人が病んでいるのを見ては悩み、恥じ、そして嫌悪するであろう。このことは、わたくしにはふさわしくない。わたくしがこう観察したとき、健康時における健康の意気――健康の驕り（ārogya-mada）――は全く消え失せてしまった。

―死について―

無学の凡夫は、みずから死ぬものであり、死をまぬがれないのに、他人が死んでゆくのを見ては考えこみ、悩み、恥じ、そして嫌悪する。

しかし、わたくし自身も死ぬもので、死をまぬがれないのに、他人が死んでゆくのを見ては悩み、恥じ、そして嫌悪する。このことは、わたくしにはふさわしくない。わたくしがこのように観察したとき、生存時における生存の意気――いのちの驕り（jīvita-mada）――は全く消え失せてしまった。（『増支部』三・三八経。AN. vol. I, pp. 145-146）。

右の経典は、釈尊が弟子たちに語った自らの青春時代の回想とされている。しかし、現代人のわれわれにとってもまた、実に素朴でかつ率直な感情を吐露したものと受けとめられる告白である。生まれたものは、誰しもが老・

病・死という人生のサイクルを歩む。人間にとって、老・病・死は不可避の事実でありながらも、人間は、ともすれば対象化して老・病・死を眺め、自分とはかけ離れたこと、自分にはふりかかってこないものとする意識を持ちたがる。特に若い世代にあっては顕著であるが、「他人の老・病・死を見ては嫌悪する」という右の一文は、実に人間の本性を見抜いたものと思われる。

釈尊は、この老・病・死を対象化した若き日の自らの心の内面をみつめて、(1)若さの驕り(2)健康の驕り(3)いのちの驕りという三つの驕慢心のあったことを率直に反省している。現代人のわれわれ、とりわけ若い世代の者にとっては、いくら老・病・死の事実を語ったところで、あるいは老人、病人、死人を見たところで、自分とはさしあたり無縁のこととし、これらの現実を観念的に対象化しがちである。しかし、誰しも老・病・死の深淵に佇む存在であることは、厳然とした事実である。ではなぜ、この厳然たる事実に目をおおい、老・病・死を嫌悪するのであろうか、という自己の内面への問いかけから、釈尊は、そのように思うことは自分にとってふさわしくない、という結論に達したのである。

釈尊の生涯を綴るいわゆる「仏伝」の一段として律（『五分律』『有部律』）や多くの経典（『修行本起経』『瑞応本起経』『本行集経』『因果経』等）に挿入された四門遊観の故事がある。すなわち、若き日の釈尊が城の東・南・西・北の四門から順次に遊観し、それぞれ老人、病人、死人、出家人をまのあたりに見た、という構想の伝承である。もっともこの一段は、古い原初資料では釈尊自身の追憶ではなくて、過去仏ビパッシン（毘婆尸）仏の故事として伝えられている。この伝承が、釈尊自身の体験として「仏伝」に採択されたのは、後世のことではある。しかし、青春時代に懐いた三つの驕りが、この四門遊観の背景にあったことは疑いない。

古来、日本の社会において、「死」を忌み嫌う意識構造があったことは、否めない事実といえよう。もっとも、死を不浄、穢れとする発想は、何も日本独自のものではない。東洋思想の源泉であるインドの古代宗教において、つとにその観念をみる。むしろ、あらゆる宗教は、「死の現象を通路として自覚した人間の文化」であり、「死を介して人間の生を問うた」ものであろう。

およそ、生ある者にとって不可避の死をどのように自らが受けとめ、かつ死を起点としていかなる世界が展開するだろう、という設問は、きわめて素朴である。しかも、切実な意義をもって、人間の歴史が始まって以来、つねに問い続けてきたテーマである。原始宗教以来、近代の宗教に至るまで、人間はつねにこの問題と対峙しながら、時と処を超えてその宗教的営為を積み重ねてきた。生・老・病ときり離してはありえないのが死である、とすれば、この問題を釈尊がどう超えていったか、が、最重要な一点であることには異論ない。

ゴータマ・ブッダの死生観

現代、死の教育（Death Education）が叫ばれている。人生にとって厳粛な死をみつめるということは、もとより大事なことである。現代社会の傾向の一つに、患者は病棟の一室で淋しく、孤独に臨終を迎える状況がある。家族に看とられてわが家で死を迎えたい、という願いは、現代では稀にしか充足されない。この現実を直視する反面、より人生にとって大事なこと――いかに生きるかという「生の充実」――があるのではなかろうか。

人間は、誰しもが家族に看とられてわが家で死を迎えたいと願うだろうし、大往生を遂げたいと念願する。しかし、人それぞれの生きざまが千差万別であるように、その死にざまも一様でないのが実際ではなかろうか。そのことは、生と死とをきり離して考えているのであって、そのような考え方自体に問題があるように思われる。極言すれば、人は生きてきたようにしか死ねないのではなかろうか。いま、何故に「死」を問題にして「生」を問おうとしないのか、という設問を、改めてここで提起したい。その理由は、ゴータマ・ブッダの死生観と関わっているからである。

生あるとき死あり、生に縁《よ》って老死あり。
生なきとき老死なく、生の滅が老死の滅なり（『相応部』一二・四経。SN. vol. II, p. 5, 漢訳『大正蔵』二・一〇一頁上）

この詩偈は、仏教の基本的な教えである十二支縁起の中で、「生」と「老死」との相依関係について語った一節である。「生」とは何か、「老死」とは何か、については、原始経典は次のように解釈している。すなわち――

「生」とは人々が出生、出産、所生、諸蘊《しょうん》（色・受・想・行・識の五蘊）があらわれること、諸感官を獲得することである。

「老」とは人々が老衰し、朽ち、白髪、皮膚が皺になり、寿命の頽敗、諸感官の老熟することである。

「死」とは歿、滅、破滅、諸蘊の破壊、遺骸の放棄をいう（『相応部』一二・二経。SN. vol. II, pp. 2–3, 漢訳『大正蔵』二・八五頁上）。

これらの解釈は、きわめて常識的であって今日の社会的通念と少しも変わりがない。もっとも、五蘊があらわれることを「生」と解釈する点に仏教の特色があり、「いのち」についての仏教独自の考えを指摘できる点で、ただ、たんに出生とみる「生」とは異なっている。しかし、ここで特にわれわれの確認しておきたいことは、「生」と「死」（「老死」）との関係である。ブッダの理解によれば、「生あるとき老死あり」という縁起の教えに集約されていた点である。その根底にあるものは、「およそ生じたものは滅する」という「諸行無常、是生滅法」（aniccā vata saṃkhārā, uppāda-vaya-dhammino, DN. vol. II, p. 157）に代表されよう。「生の法は滅の法」である、ということは、「生」と「死」との関係が諸行無常という条理によって貫かれていたことを意味している。周知のように、釈尊の宗教的出発点は、仏教興起以前の宗教バラモン教が把えた永遠常住の存在、不変の実体を否定し、あらゆるものは移り変わるという無常性の認識にあった。

そのことは、創造神的な存在を追求する古代インドの思考を百八十度転換して、人間存在そのものを凝視し、形而上への問いかけよりも現実の人間の内面に目を向けたことを意味している。それは、まさしく釈尊の宗教的原点であった。そこに見出されたものは、移り変わる姿、つまり事実の世界をありのままに知る「如実智見」を身につけるという姿勢である。この如実智見が体認されるならば、真実の世界（法）が真実の世界としてあらわになってくる、と、初期経典は語りつづけているのである。

「生によって老死あり」というブッダの縁起説における命題は、「生」と「死」をきり離した、いわゆる「生」に対立する「死」を意味したものではない。だからこそ「生死常道」とか「生死一大事」という仏教語が語られるのである。

現代社会において、「脳死」問題から「臓器移植」へ、そしていま「尊厳死」というテーマをめぐって論議が活発になされつつある。「死」をめぐる論議が何故、いま大きく取り扱われるのであろうか、と問いたくなる。もとより、これらの問題提起は、「死」そのものの概念規定を問うと同時に、その背景に「いのち」「生」を問いかけていることは十分に理解できる。

そうであるとしても、「死」の問題、「死」の判定をめぐる論議と、それを前提とした「臓器移植」による延命の医学的施策が先行していることは、否定しがたい事実といえよう。そこには、「いのち」を延ばすという医療技術が問われていて、「生きること」への積極的意味が問われていない（次々節で詳述）。

すでに述べたように、宗教は「死の現象を通路として自覚した人間の文化」であり、「死」を媒介として人間の「生」を問いつづけるのが宗教といえよう。仏教もまた、生きること、生き甲斐を説く宗教であり、与えられた一個の人格を、生涯を通じて自己完成することを教える。「自帰依、自灯明」というブッダの遺誡は、そのまま、人間の一生をみつめるための大きな指標であり、遺産であった。そのことは、「生」を通じて「死」をつねにみつめることを意味している。したがって、無常の条理に支えられた人間の存在を、つねに死と対面しつつ「生の充実」を教えるのが仏教であった。

原始仏教の古い詩偈は、このような観点から、傾聴に値する多くのことばを残している。いま、それらの中からブッダの教えと、仏弟子たちの受けとめ方について、その源泉をさぐってみよう。

生まれたものは死を遁《のが》れる道なし（Sn. 575）。世の人は死によって圧迫される（Therag. 448）。死と病いと老いの三つは火むらの如くに迫ってくる（Therag. 450）。人の寿命は短く、百歳より長く生きたとしても老衰のために死ぬ（Sn. 804）ものである。

この身体をわがものである（執着）と思って、凡夫（常人）は恐ろしい墓を見る（Therag. 575）。この身体は水瓶のようにもろいもの（Dhp. 40）で、陶工が作った土器がこわれるように、人の生命もその通り（Sn. 577）であることを知って、この心を城廓の如く堅固に安立し、智慧の武器で悪魔（煩悩）と闘え（Dhp. 40）。世の人々は死と老いとによってそこなわれるが、賢者は世のありさまを知って悲しまない（Sn. 581）。智慧の力があり、戒めと誓いを身に具現し、心が安定し、貪りを離れてこの世で死ぬ時を待つべきである（Therag. 12）。

わたしには死の恐怖はない。生への愛着もない（Therag. 20）。わたしは恐ろしいものを恐れない。われらの師ブッダは、不死の境地を究められた（Therag. 21）。わたしは、老いゆくものを不老へと捜し求めよう（Therag. 32）。

最後の死は近づいてくる。一日を空しく過ごしてはならない。いま、怠けていてよい時ではない（Therag. 451-452）。われは死を喜ばず。われは生を喜ばず。よく心がけつつ死の時が来るのを待つ（Therag. 607）。

ここにみられるものは、無常に対する透徹と、「生きること」の内実化と「死」に対する洞察とその受容が示されている。そのことは、ブッダおよび仏弟子たちの告白の中に美事に結実していたことをうかがわせる。「生への愛着も死の恐怖もない」といい、「生を喜ばず、死を喜ばず」といいきった澄みきった心境が、われわれの心を打つ。

「いのち」について

現代社会において、「いのち」の問題としてＤＮＡの発見、遺伝子の組み替え、脳死の是非、そして臓器移植等々の諸問題が増幅の一途を辿っている。しかし、人間の生命、いのちは「全人格の統一体としてのいのち」を考えるべきであり、心臓とか脳で判断されてよいものではない。

仏教では、人間のいのちはそれが宿される第一期カララ（Kalala 胎内五位の一）としての受胎（受精の瞬間）以来、生きている間は寿（寿命）、煖（体温、ぬくもり）、識（意識）のいわゆる寿・煖・識の三つによって構成されており、この構成の結合が壊れてしまったときが「死」とされている。後代、大乗仏教に至って、唯識説では、全身を支えているアーラヤ（Ālaya）識（阿頼耶識）がその支持者であることを中止したときが「死」である、と説いている。

このように、仏教における「いのち」は、全人格の統一体を意味していたというべきであろう。しかも、「身心」一如（五蘊によって成り立つ）といわれるように、人間のいのちは部品の集合体ではない。現代、問題になっている臓器移植は、脳死を定着させることによって部品を他に移植させ、それによって他者のいのちを延命することに資させようとする意図がみえる。もとより、臓器移植と脳死とをきり離して別個に扱うべきだ、という医学界の見解があることは承知している。よし五十歩も百歩も譲って、脳死判定者の臓器を移植することによって他者の延命をはかるとしても、「いのち」を金で買ったり、部品として商品化する危険性がつきまとうのは必至である。

人間にとって「いのち」とは何か。いま、その内面を深く洞察することが要求されている。

さきに、「全人格の統一体としてのいのち」と述べたが、人生にとって大切なことは、人生の質（Quality of Life）である。いたずらに他人の生命を犠牲にしてまで自己の延命をはかることは、仏教の真意ではないと思う。

百歳の寿を全うするも最上の道（不死・涅槃・安らぎ）を見ざれば、
不死の道を見る者の一日の生、これに勝る。（『ダンマパダ』一一四、一一五偈）

と、いう。換言すれば、人間にとっていのちの重要性は、その質（Quality）が問われいて生物学的生命の長さ、量（Quantity）ではないのである。

ひるがえって、釈尊の仏教は、いかに生を全うし充実するか、という点にあって、死の宗教ではなかった。現存在において生・老・病・死の苦を超克する道を見出し、生きているままに「法」（真理）を体得した境地、すなわち「現法涅槃」の証得にあった。「死」は生ある者にとって必ず訪れる不可避のものであればこそ、生と死とを対立的、対蹠的に把えることなく、「生あるとき死あり」という縁起の法に照らされてある人間を、ありのままに体認することこそブッダの教えの原点であった。

すべての人間は、一人ひとりが尊い「いのち」を与えられている。一人の人間のいのちは、それ自体において独立の人格であることを思えば、いのちの尊さは当然であり、他者によって侵害されてよいものではない。しかし、今日の社会において、親がわが子を、仲間が友人を、そして通り過ぎの無関係の人を、まるで虫けらのごとく殺すように、いのちを奪う悲惨な現象が新聞の社会面を埋めている。日常茶飯事のようにさえ起こるこれらの現実に直面して、いったい、いのちの尊さはどこへ行ってしまったのか、と自問自答する。人のいのちを軽視する現代の風潮は、いったい、どこから生じたのであろうか。そこにはもはや、生物的生命と宗教的生命との区別すらない。今や人間は、理性を喪失したのであろうか。

仏教は原始仏教以来、エゴの克服を主張しつづけてきた。その中で、「これはわたくしのものである」とする我執、我所執をつねに超克することの大切さを、繰り返し繰り返し、ブッダは叫びつづけてきた。

世の人々に対していかり、にくむことなく、
すべての生きものに対して自制することは楽しい。
世間に対する貪欲を離れ、
もろもろの欲望を超えることは楽しい。
〝おのれが〟という慢心に打ち克つことは、
けだし最上の楽しみである。（Vinaya vol. I, p. 3 etc.）

この詩偈は、成道直後のブッダの感興語（ウダーナ）であるが、現代人は、自制の心をもう一度再確認する必要があろう。自己の欲望を充たすために、他者のいのちを侵害することがあってはならない。この条理は、人間のい

のちの尊さを想うとき、最重要の課題と考えられる。

人間存在は、自然生態系の一部である、とみるエコロジーの立場から言えば、およそいのちあるものは、人間中心の思考であってはならない。人間と自然との共生・共存が今日的課題である現代、「生きること」の意義も、巨視的な視座が要求される。もとより、宗教的生命という点から言えば、理性的存在としての人間が主なる対象とはなっても、「いのち」ということから言えば、人間と自然との間に差別があってはならないのが当然であろう。

「生きること」と「死ぬこと」

釈尊が死に直面（入涅槃）した際の状況を克明に伝えるパーリ伝『大般涅槃経』（DN. No. 16 Mahāparinibbāna Suttanta）によると、ゴータマ・ブッダの死生観が如実に語りつくされていて、「生きること」と「死ぬこと」の意義が明示されている。弟子のアーナンダ（Ānanda）が釈尊に対して、「いましばらく生きていて欲しい」と懇請した時、その心情にブッダはこう語っている。

「生あるものはいつかは滅する性質のあるものである。わたし自身は、自らの生涯を顧みて、なすべきことをなし終わった。再び、この迷いの生存に還ることはない」

ここに、釈尊の「なすべきことをなし終わった」（kataṃ karaṇīyaṃ 漢訳、所作已弁、所作已成）ということばは、いったい、何を語っていたのであろうか。

人間にとって、この世に生を享けてきた以上、ただ一回きりの「生」を充実し、自らに与えられた「いのち」を燃焼しつくして後悔なきようにすべきであろう。そのことは、一日一日の充実と、そのための精進の積み重ねがあってこそ果遂されるものである。ブッダ自身にとっては、自らの人生苦の超克という目的と、成道によってブッダとなってからの伝道によって、多くの人たちへの確固たる指標を示すという大きな目標の充足にあった。この二つをなし終わったという充実感があってこそ、はじめて「所作已弁」ということばが実感として伝わってくる思いがする。

過去を追うべからず。
未来を期待すべからず。
今日、まさになさるべきことを熱心になせ。（『中部』経典。MN. vol. III, p. 187）

とは、原始仏教聖典の詩偈である。その意味するところは、一瞬一刻に移り変わる無常の世にあって、一日の「生」を充実することの大切さを教えたものである。このことは、「生」と表裏に「死」があることを確認すること、いわば「生きること」と「死ぬこと」とは別のものではなくて、「生きつつ死んでゆく」という認識を、つねに持ち続けることを意味する。

「生」の充実は「死」をことさらに対象化するものではない。「なすべきことをなし終わった」という心境にあっては、「死」を厭う気持ちはさらさらない。つまり、「生」ある現存にあって「死」を受容する心境が整っていることを意味している。だとすれば、基本的には、仏教の生死観を広く、かつ深く一般に浸透する土壌づくりが大切である。筆者がつねに病院に法話室を設けることを提案したゆえんは、裏返して言えば、「生きること」の意義と「死を受容すること」の意味づけを確立することに関わる。しかも、若い世代において、これを十分に育てていくことが必要であり、そのための意識構造の変革が要請される。死の教育（Death Education）は、若い世代から培養されることが望ましいのであって、そのためにもこれを大学の宗教カリキュラムに反映する必要があると思う。

釈尊が、若さの驕り、健康の驕り、いのちの驕りを自省したという回想経典は、現代の若い世代に贈りたい一文である。「死」を「生」ときり離して対象視する世代にあっては、どうしても死を遠い無縁のことと把えがちである。しかし、「生きること」は「死ぬこと」とは決して別のことではない。つねに「死」を見つめつつ「生」を充実することを確認し、生きてよし、死んでよし、の心境を培っていくことこそ大切ではなかろうか。

これからの生死観

藤本　浄彦

はじめに

現代ほど人間の生存が問いとして強く出される時代はないであろう。少なくとも、現代が、見通しのきかない価値多様な個々人の生の営みを尊重し、幾重にも重なり波及する複雑な社会として特徴づけられる点に象徴されるからであろう。いわば、人間が生きるレベルでの問題状況が摑みがたくなり、その意味で人間の問題としての「生」が真剣に考えられにくくなり、とりわけ「生—死」の事象への突っ込みが欠如しがちな風潮のあることは否定できないであろう。

たんに人間生命の延長とか医学界での「生命」の考え方というような時代的かつ対症療法的な意味でなくして、もっとも本質的にして人間的課題として横たわるのが、「生—死」をめぐる常なる課題であることを忘れてはならない。医療の活動が病いの治癒（キュア）にあるとすれば、人間の命のレベルでの課題は、究極の意味で「命の終わり（ターミナル）」をめぐる鋭点にあると思う。この鋭点は、どこまでもダイナミックな関係世界（因縁によって起こる）の露呈であるゆえに、たとえば、有限と無限、肉体と精神、現実と理想、というようにあい対する（相対）レベルが、複雑に絡み一つに渦巻く。

仏教とターミナル・ケアの必然性が、ここにうかがわれ意識化される。しかし、仏教が、そのように意識化されるためには、現状の仏教のあり方が大きく見直される必要があることも言を俟たない。現状の仏教への視座は、現代が象徴するごとくきわめて多様であるが、少なくとも、「これからの生死観」という課題を前にして、我々は、ひとまず、「ネオ・ブッディズム」という概念のもとで自由に考察してみたい。

生の文化の終焉――「生命」から「寿命（いのち）」へ――

近世の人間観が、デカルト的な精神と肉体、理性と物質という二元論のもとで形成されてきたことは、周知のところである。それは、近代科学の思考と発展をもたらし、今日に至っている。地理的に西洋中心に見て極東と呼称されるわが国においても、このような近代的思考の人間観が定着している。[1] その思考は、端的に言えば、つねに理性・精神を持つ人間が強調されながらも、実のところ物質的世界の営みを主題にしてきた。人間の優位性を理性・精神という点で強調するが、一方ではつねに身体としての経験のレベルで人間が考えられているということである。現代における医学の指向は、そのような意味で、実験・観察・分析・証明などの経験に基づく方法、すなわち、物化によってとらえられる客観的世界が支配している。少なくとも、今日に至る医学の進歩の一部分は、このような側面に依存していると言える。[2]「生命」という概念は、それを端的に物語っている。つまり、医学や科学は、「人の生と死」についての事実を客観的に説明しはするが、それの意味を主体的に解釈しようとはしない。「人の生と死」の本当の意味を主体的に解決するのは、宗教である。[3]

たとえば、生物的な生命は生物学的な「死」でもって終わる。しかし、そのような理解のみでは充分でないことは、常識である。つまり、生物学的な死によって終わるものではないという「死」観がある。宗教的思考の中で「死」は、いかなる捉えられ方をするか。今日では、人間にとって自然な生命と宗教的な生命とは、同じ次元で取り上げられ話題となるのではなくして、常識的には、前者は肉体的生死としての生命、すなわち、生から死への有限な期間を決める生命であり、後者は生死の持つ根源的意義を考えさせるレベルを有している。前者において「生命」と呼称されるが、後者においては「寿命（いのち）」と呼称して区別しておきたい。

ゴータマ・ブッダやイエス・キリスト等の世界宗教の開創者の出現とその教えの展開は、人類の歴史のもとで概観すれば、後者の「寿命（いのち）」の説教にほかならないと言ってもよかろう。その意味で、人類の歴史は、すでに二千年以上前から、肉体的生命ではなくして、宗教的「寿命（いのち）」のレベルを希求していたと言える。つまり、宗教的生命観の問題は、どのような時代のいかなる人々にとっても、大きな課題であったのである。しかし、このことが人類において共通の課題となり始めたのは、皮肉なことに、その恩恵を被らなければ生存できないほどに人間のありようを決めてきた科学の時代の今日であるということも忘れてはならない。しかし、それゆえに、宗教と科学（医学）とが接近し重なり合う問題が発見されたという僥倖を得ることができたと言わなければならない。そのような観点を重要視すれば、少なくとも、仏教の開創者ゴータマ・ブッダの教えが、近代の生命観を媒介として、改めて新しく受け取り直される必要があることになる。(4)

人間の心身的なあり方から言えば、右に挙げるような二つの生命観は、衝突するのではなくして、むしろ「自然的生命を考えない宗教的生命（いのち）は盲目であり、宗教的生命（寿命（いのち））へと言及しない自然的生命は空虚である」といえる。(5)このことがほんとうに意味を持ちうるには、あまりに一色に塗り込められた「近代科学的生命」の終焉を予告する、現代人の思考と生命観に基づく発想に立たねばならないであろう。そこに、これからの生死観が、ゴータマ・ブッダの教えの新しい受け止め直しをとおして、きわめて具体的に考えられることになろう。そのことは、科学的生死観と宗教的生死観との出会いからしか生まれない。そのような出会いが可能になり実現しているのが現代であるという認識と自覚に立って、そこから生じる〝場〟のありようが用意する内実において、「仏教とターミナル・ケア」の課題が演繹的に展開するであろう。

ゴータマ・ブッダの「いのち」観――「生死解脱」――

(1)ゴータマ・ブッダの「いのち」の教説

すべて人間生存の営みは、生・老・病・死である。その営みの中で生きている限り、人間の「苦」は解決しないということを、繰り返して仏教は説く。ブッダの教えは、「苦」の解決を「生死解脱」という点で強調する。つまり、生死が肉体的生命のレベルであるに対して、それ(生死)の解脱は生死の解決を求めることであり「いのち」のレベルと言え、仏教の原点を物語っている。ゴータマという一人の人間が、二十九歳で「生老病死」の解脱を求めて出家し、修行を重ねて三十五歳でブッダ(覚者)になった(成仏した)ことは、たんに生物学的なレベルで人間の生命を捉えるのではなくして、積極的に「いのち(寿命)」の世界を語り出している。その点で、ゴータマという一人の人間において「いのち」観を具体的に捉えてみる必要がある。[6]

ブッダの生き方に注目するとき、ブッダその人の「生死観」に少しでもふれ得る。もちろん、ブッダの記録は出家教団における尊師を描くものであり、その記録資料の性格づけに問題が山積していることは言うまでもないが、以下にゴータマ・ブッダの晩年の記録といってもよい『大パリニッバーナ経』、すなわち日本語訳で『ブッダ最後の旅』を資料にして、「生死解脱」の実現における「いのち」ということを取り出したい(以下、頁数表記は中村元訳『ブッダ最後の旅——大パリニッバーナ経——』〈岩波文庫版〉に基づく〉。

「戒律とともに修養された精神統一は、偉大な果報をもたらし、大いなる功徳がある。精神統一とともに修養された知慧は、偉大な果報をもたらし、大いなる功徳がある。知慧とともに修養された心は、諸々《もろもろ》の汚れ、すなわち欲望の汚れ、生存の汚れ、見解の汚れ、無明の汚れから完全に解脱する」とゴータマは、繰り返して言う。[7] 後でふれるように、臨終前の期間に入るまで、ゴータマは、この言葉を折あるごとに繰り返して語っている。その点に、ゴータマ・ブッダの生き方・死への態度の原点がある。仏教的生き方と死への態度は、ここに淵源を持つ。

(2)晩年のゴータマ・ブッダの「いのち」観

晩年のゴータマはどうであるか？　八十歳のゴータマ・ブッダは、伝道の旅の中で「恐ろしい病いが生じ、死ぬほどの激痛がおこった」時に、「わたしが侍者達に告げないで、修行僧達に別れを告げないで、ニルヴァーナに入ることは、私にはふさわしくない。さあ、わたしは元気を出してこの病苦をこらえて、寿命のもとを留めて住することにしよう」（六一頁）と、別れを自分の身の回りの人々（侍者・僧）に告げることなくして「死を迎える」ことにこだわっている。それが、「病苦をこらえる」態度となり、「寿命のもとを留めて住する」こと、すなわち、寿命を保つための潜勢力の活動へと受けとめ直される。この態度は、ゴータマ・ブッダが自らの死を執着する姿として受けとめるべきではなくして、自らの身の回りの縁ある人々への配慮を通して、根源的に「寿命を保つための潜勢力」の内に住することを語っている。ここに読み取れるゴータマ・ブッダの態度と寿命観（寿命のもとを留めること）とには注目しなければならない。

肉体的に「老」にあるゴータマ・ブッダは、「わたしはもう老い朽ち、齢をかさね老衰し、人生の旅路を通り過ぎ、老齢に達した。わが齢は八十となった。譬えば古ぼけた車が革紐の助けによってやっと動いて行くように、恐らくわたしの身体も革紐の助けによってもっているのだ」と、自らの肉体の「老」を顧みる。しかし、ブッダには次のような「寿命（いのち）観」がある。ブッダは言う。「しかし、向上につとめた人が一切の相をこころにとどめることなく一部の感受を滅ぼしたことによって、相の無い心の統一に入ってとどまるとき、そのとき、かれの身体は健全（快適）なのである」と。つまり、「相の無い心の統一に入ってとどまる」ことによって身体が健全たりうる、すなわち、「心の統一」が身体の健全・快適さをもたらすというのである。そのために、「この世で自らを島とし、自らをたよりとして、他人をたよりとせず、法を島とし、法をよりどころとして、他のものをよりどころとせずにあれ」（六二―三頁）とブッダは説く。

ここに捉えられるブッダの視点は、このようにきわめて具体的に、肉体的な「老」を「古ぼけた車」に譬えながらも、実のところでは「心の統一」による身体の健全さを強調して、究極的には「法（自然・森羅万象の理法）」をよりどころとし、自らをよりどころとする」という点にあるということを、見落としてはならない。

ブッダは、晩年をともに行動し身の回りの世話になっているアーナンダに、自らの一生を回顧するが、アーナンダは「尊師はどうか寿命のある限りこの世にとどまって下さい」と繰り返し、ブッダは自らの「死」についての思いを次のように語る。「わたしはあらかじめこのように告げてはおかなかったか？――『愛しく気に入っているすべての人々とも、やがては、生別し、死別し、（死後には生存の場所を）異にするに至る』と。アーナンダよ。生じ、存在し、つくられ、壊滅する性質のものが、（実は）壊滅しないように、ということが、この世でどうして有り得ようか？　このような道理は存在しない。それは修行完成者によって棄てられ、（略）投げ捨てられたものである。寿命の素因は捨てられた。修行完成者は断定的にこのことばを説かれた、――『久しからずして修行完成者は亡くなるであろう。これから三か月過ぎたのちに、修行完成者は亡くなるであろう』と。修行完成者が、生きのびたいために、このことばを取り消す、というようなことは有り得ない」（九四頁）と。しかも、その受けとめは、ブッダ自身で「わが齢は熟した。わが余命はいくばくもない。汝らを捨てて、わたしは行くであろう」（九七頁）と述べているように[8]、自らの余命を「齢は熟した」とみなす態度には注目したい。ブッダの一生の回顧と死別の心構えと、それに対するアーナンダの心の中が読み取れるであろう。特に、ここにいう「三か月」は、ブッダの最晩年、いわゆる「予後不良」の時期であり、この時期からいわゆる「ターミナル・ステージ」が近づいている状況、すなわち、「臨終前の期間」に入ったということができるであろう。

アーナンダとともに伝道の旅にあるブッダは、この時期から特に頻繁に、「アーナンダよ、～してくれ」と告げるようになるが、アーナンダは、つねに変わらずに「かしこまりました」と応答し、ブッダの要望に応える言動をとっている。そこには、従弟・師弟の間柄を越えた関係、すなわち、ブッダに仕える若き看護者の姿がある。次の情景は、「ターミナル・ステージ」に入る時期を物語っているといえないであろうか？

「『さあ、アーナンダよ。お前はわたしのために外衣を四つ折りにして敷いてくれ。わたしは疲れた。わたしは坐りたい』。『かしこまりました』と、アーナンダは尊師に答えて外衣を四重にして敷いた。尊師は設けられた座に坐った。坐ってから、尊師は、若き人アーナンダに言った。『さあ、アーナンダよ、わたしに水をもって来てくれ、わたしは、のどが渇いている。わたしは飲みたいのだ』。こう言われたので、若き人アーナンダは尊師にこのように言った。――『尊い方よ。（略）水は、車輪に割り込まれて、量が少なく、かき乱され、濁って流れています。かのカクッター河は、遠からぬところにあり、水が澄んでいて、水が快く、水が冷ややかで、清らかで、近づき易く、見るも楽しいのです。尊師はそこで水を飲んで、お体を冷やしてください』。再び、尊師は、若き人アーナンダに告げられた。――『さあ、アーナンダよ。わたしに水を持ってきてくれ。わたしは、のどが渇いている。わたしは、飲みたいのだ』」。

そこで弟子アーナンダが、再び、同じ答えをすると、「三度、尊師は、若き人アーナンダに告げられた。――『さあ、アーナンダよ、わたしに水を持って来てくれ。わたしは、のどが渇いている。アーナンダよ、わたしは飲みたいのだ』。『かしこまりました』と、若き人アーナンダは尊師に答えて、鉢をとって、その河におもむいた。（略）『尊い方よ、不思議なことです。珍しいことです。修行完成者には大神通・大威力があります！ いまこの小川は車輪に割り込まれて、（略）濁って流れていました。ところが、わたくしが近づくと、その小川の水は、澄んで、透明で、濁らずに流れていました。尊師はこの水をお飲み下さい（略）』。そこで尊師はその水を飲まれた」（一一一―一一三頁[9]）。

この情景、ゴータマとアーナンダとの言葉のやりとりは、師弟の間柄を越えて「看護される者と看護する者」の「こころの通い合い」の世界である。

臨終の地へ向かう道すがらに、次のようなやりとりがある。「そこで若き人アーナンダは、尊師に次のように言った。『尊い方よ。不思議なことです。珍らしいことです。修行完成者の皮膚の色は、きよらかで、輝かしい。そのつやつやした柔らかい絹の一対の金色の衣を尊師のお体に着せてあげましたが、尊師のおからだに着せられたその衣は、光輝を失ったかのように見えます』」と。臨終の期間に入る時機のゴータマの姿（皮膚の色）が清らかで輝かしいというのである。ブッダが答える。「アーナンダよ。そのとおりである。まことに二つの時において修行完成者の皮膚の色は、きよらかで、輝かしい。その二つの時とはどれであるか？ すなわち、アーナンダよ。修行完成者が無上のさとりを達成した夜と、煩悩の残りの無いニルヴァーナの境地に入る夜とである。アーナンダよ。この二つの時において、修行完成者の皮膚の色は、極めてきよらかで、輝かしい」（一二〇頁[10]）。ゴータマ・ブッダのこの言葉は、すべての仏教者が自らの「臨終」において到達したいと望む姿を、語っている。つまり、修行を重ねて完成した者となることを目指す人は、覚者（無上のさとりを達成した人）となった時とその命の終わる時（命終時・ニルヴァーナの境地）とを、清らかで輝かしい皮膚の色をもって迎えることができるというのである。仏教者であれば誰でも、修行完成者になりえずとも、このような姿で命の終わりに臨むことを希求してやまない。そこに、ターミナル・ステージに入ったゴータマの姿を見ることができる。

(3)ゴータマ・ブッダのターミナル・ステージ

このターミナル・ステージを仏教的用語で次のように区分けして考えてみたい。肉体的な生から死への三カ月間の過程については、「臨終」＝命の終わりに臨むこと、「命終」＝命が終わるそのこと、という用語でとらえられるが、それをターミナル・ステージで理解すると、いわゆる「予後不良」の三カ月は、「臨終前の期間」「臨終期間」「命終」「命終後」というステージとなるであろう。以下、「臨終前の期間」をのぞく狭義の意味でのターミナル・ステージとしての三段階について、ゴータマ・ブッダ本人と看病者（アーナンダ・訪問者等）の態度と言葉のやりとりを図式化してみることにする。ブッダのそれを上段に、看病者のそれを下段に対置する。なお、太字で示したブッダの言葉が、精神的肉体的にゴータマ・ブッダの臨終期間の始まりと言える。

「さあ、アーナンダよ。わたしのために、二本並んだサーラ樹（沙羅双樹）の間に、頭を北に向けて床を用意してくれ。アーナンダよ。わたしは疲れた。横になりたい」（一二五頁）

臨終期間

〈ゴータマ・ブッダ本人〉

右脇を下につけて、足の上に足を重ね獅子座をしつらえて、正しく念い、正しくこころをとどめていた。(一二六頁)

「アーナンダよ。誰でも、祠堂の巡礼をして遍歴し、浄らかな心で死ぬならば、かれらはすべて、死後に、身体が壊れてのちに、善いところ、天の世界に生まれるであろう」(一三一頁)

「アーナンダよ。お前たちは修行完成者の遺骨の供養(崇拝)にかかずらうな。どうか、お前たちは、正しい目的のために努力せよ、云々」「遺体を、新しい布で包む、(略)綿で包む、(略)このようなしかたで(略)、五百重に包む等……火葬に付する。(略)四つ辻にストゥーパをつくるべきである。誰れであろうと、そこに花輪または香料

〈アーナンダ・訪問者等〉

「かしこまりました」、(略)サーラの双樹の間に、頭を北に向けて床を敷いた。(一二六頁)

「尊い方よ、しかし修行完成者のご遺体に対して、われわれはどのように処理したらよいのでしょうか?」(一三二頁)

または顔料をささげて礼拝し、また心を浄らかにして信ずる人々には、長いあいだ利益と幸せとが起こるであろう」（一三二―三頁）

「修行僧らよ。アーナンダはどこに居るのか？」（一三六頁）

「尊い方よ。若き人アーナンダはここにおります。住居に入って、戸の横木によりかかって泣いております」（一三六頁）

「やめよ、アーナンダよ。悲しむな。嘆くな。わたしは、あらかじめこのように説いたではないか、――すべての愛するもの・好むものからも別れ、離れ、異なるに至るということを。およそ生じ、存在し、つくられ、破壊されるべきものであるのに、それが、破滅しないように、ということがどうしてありえようか。アーナンダよ。そのようなことわりは存在しない。アーナンダよ。長い間、お前は、慈愛ある、ためをはかる、安楽な、純一なる、無量の、身と言葉と心の行為によって、向上し来れる人（ゴータマ）に仕えてくれた。アーナンダよ。お前は善いことをしてくれた。務めはげんで修行せよ。速やかに汚れのないものとな

るであろう」（一三七頁）

「アーナンダよ。お前は行きなさい。クシナーラの住民であるマッラ族に告げなさい、『今夜、最後の時刻に、修行完成者がお亡くなりになるでしょう。云々』と」（一四三頁）

「かしこまりました」と、若き人アーナンダは尊師に答えて、（略）クシナーラに入った。（一四三頁）

マッラ族の人々（略）は、苦悶し、憂え、心の苦しみに圧せられて、髪を乱して泣き、（略）砕かれた岩のように打ち倒れ、身をもだえさせた、「尊師がお亡くなりになるのが、あまりにも早い。（略）世の中の眼《まなこ》がおかくれになるのが、あまりにも早い」と言って。（一四四頁）

若き人アーナンダは、遍歴行者スパッダにこのように言った。――「スパッダさんよ、おやめなさい。修行をつづけて来られたかたを悩ましてはなりません。先生は疲れておられるのです」（一四八頁）

「スパッダよ。わたしは二十九歳で、何かしら善を求めて出家した。スパッダよ。わたしは出家してから五十年余となった。正理と法の領域のみを歩んで来た。これ以外には道の人なるものも存在しない」（一五〇―一頁）

　このように言われたときに、遍歴行者であるスパッダは、尊師に次のように言った。――「すばらしいことです。尊い方よ。すばらしいことです。尊い方よ。云々」（一五一頁）

　尊師は若き人アーナンダに告げられた。――「アーナンダよ。あるいは後にお前たちはこのように思うかもしれない、『教えを説かれた師はましまさぬ、もはやわれらの師はおられないのだ』と。しかしそのように見なしてはならない。お前たちのためにわたしが説いた教えとわたしの制した戒律とが、わたしの死後にお前たちの師となるのである、また、アーナンダよ……アーナンダよ……」

　再び尊師は……乃至……三たびも告げられた。（一五五―七頁）

（このように言われたときに、）かの修行僧たちは三たびも黙っていた。（一五七頁）

　そこで若き人アーナンダは尊師にこのように言った。「尊い方よ。不思議であります。珍しいことであります。わたくしは、この修行僧の集いをこのように喜んで信じています。ブッダに関し、あるいは法に関し、あるいは集いに関し、あるいは道に関し、あるいは実践に関し、一人の

修行僧にも、疑い、疑惑が起こっていません」（一五七―八頁）

「アーナンダよ、お前は浄らかな信仰からそのように語る。云々」（略）そこで尊師は修行僧たちに告げた。――「さあ、修行僧たちよ。お前たちに告げよう、『もろもろの事象は過ぎ去るものである。怠ることなく修行を完成なさい』と」これが修行を続けて来た者の最後のことばであった。（一五八頁）

命終（入滅）

アーナンダは尊者アヌルッダにこう言った。「尊い方、アヌルッダよ。尊師はニルヴァーナに入られました」と。「友、アーナンダよ。尊師はニルヴァーナに入られたのではありません。滅想受定に入られたのです」（一五九頁）

尊師が亡くなられたときに、亡くなられるとともに、アヌルッダ尊者はこの詩を詠じた。「心の安住せるかくのごとき人にはすでに呼吸がなかった。欲を離れた聖者はやすらいに達して亡くなられたのである。ひるまぬ心をもって苦しみを耐え忍ばれた。あたかも灯火の消え失せるように、心が解脱したのである」（一六一頁）

尊師が亡くなられた時に、亡くなられるとともに、若き人アーナンダはこの詩をとなえた。――「そのときこの恐ろしいことがあった。そのとき髪の毛のよだつことがあった。――あらゆる点ですぐれた正しく覚りを開いた人がお亡くなりになったとき」（一六一頁）

命終（入滅）以後

「尊師はあまりにも早くお亡くなりになりました。尊き幸いな方はあまりにも早くお亡くなりになりました。世の中の眼《まなこ》はあまりにも早くお隠れになりました」（一六一頁）

(4)ゴータマ・ブッダの死（入滅）後の関係者の様子

〈死を悼む〉

そこで尊者アヌルッダと若き人アーナンダとは、その夜じゅう、〈法に関する講話〉を説いて過ごした。（一六三頁）

尊師はあまりにも早くお亡くなりになりました。（略）世の眼《まなこ》はあまりにも早くお亡くなりになりました。（一六四頁）

〈遺体と共に〉

クシナーラに住んでいるマッラ族の人々は、舞踊・歌謡・音楽・花輪・香料をもって尊師の遺体を敬い、重んじ、尊び、供養し、天幕を張り、多くの布の囲いをつけて、第二日をも過ごし、第三日をも過ごし、第四日をも過ごし、第五日をも過ごし、第六日をも過ごした。（一六五—六頁）

第七日にクシナーラの住民であるマッラ族の人々は、このように思った、——「われらは、（略）南に通ずる道路によって都市の南にはこび、（略）都市の外にはこび、（略）尊師の遺体を火葬に付そう」と。（一六六頁）

神霊たちとクシナーラの住民であるマッラ族とは、天界の、また人間的な、舞踊・歌謡・音楽・花輪・香料をもって、尊師の遺体を敬い、重んじ、尊び、供養して、（略）北門から都市の中に入れて、（略）中央に運び、東門から東方にあるアクラバンダナ（天冠寺）と名づけるマッラ族の祠堂に進んで、そこで尊師の遺体を安置した。（一六七—八頁）

尊者大カッサパは修行僧らに告げた。「やめよ、友よ。悲しむな。嘆くな。友よ。まことに尊師はかつて、あらかじめこのように説かれたではないか？『すべての愛しき好む者どもとも、生別し、死別し、死後には境界を異にする。どうしてこのことがありえようか――かの生じた、存在せる、つくられた、壊滅する性質のものが、壊滅しないような、このような道理は存在しないのである』と。」（一七一頁）

〈葬儀と遺体の火葬〉

尊者大カサッパは、クシナーラーの天冠寺であるマッラ族の祠堂、尊師の火葬の薪のあるところへおもむいた。そこにおもむいて、（右肩を脱いで）衣を一方の（左の）肩にかけて、合掌して、火葬の薪の堆積に三たび右肩をむけて廻って、足から覆いを取り去って、尊師のみ足に頭をつけて礼拝した。かの五百人の修行僧も衣を肩にかけ、合掌して、火葬の薪の堆積に三たび右肩をむけて廻って、尊師のみ足に頭をつけて礼拝した。そうして、（略）礼拝し終わったときに、尊師の火葬の薪の堆積はおのずから燃えた。（一七二頁）

マッラ族は尊師の遺骨を、七日のあいだ公会堂のうちにおいて、槍の垣をつくり、弓の柵をめぐらし、舞踊・歌謡・音楽・花輪・香料をもって、尊びつかえ、敬い、供養した。（一七三頁）

〈遺骨の分配と崇拝〉

尊師の遺骨のためにストゥーパをつくり、また祭りを行なった。（略）八つの遺骨のストゥーパと、第九に瓶のストゥーパと、第十に灰の塔とがある。（一七九―八〇頁）

(5)ゴータマ・ブッダにみられるターミナル・ケア私考

ブッダ晩年の姿と臨終期・ターミナルのステージ、命終（入滅）および命終以後の状況などを、具体的にとらえた。そこでは、一貫してゴータマという一人の人間の「死に態《ざま》」が描写されているとともに、仏教がもともといかなる教えであるかということも読み取れるのである。一方、現状の仏教は、周知のように、命終以後に役割を持つにすぎないが、ここでは積極的に右記のゴータマ・ブッダの晩年・臨終期・命終とそれ以後をターミナルとして全体の特徴が受け取られ得る。その観点と着想に立つときに、いうところの「ネオ・ブッディズム」の基盤が指摘されることになるであろう。[11]

まず、ブッダはつねに「平生の生活」における人間のあり方（態度）を強調する。すなわち、「戒律とともに修養された精神統一」→「精神統一とともに修養された知慧」→「知慧とともに修養された心」→「諸々の汚れ（欲望・見解・無明の汚れ）から完全に解脱する」ことを求める生活を繰り返して説く。このことの実現こそが強調されなければならないが、それは、端的に言えば、人生のターミナル（終着）は、いわば、元気なときを基層としているということである。この点に、仏教的なあり方の特徴を指摘することができる。

ブッダにとって、従弟であり弟子であるアーナンダが、晩年の随行者であり看病者である。それゆえに、ブッダとアーナンダとの間柄における会話とアーナンダの態度とが注目される。「はい。かしこまりました」と応じるアーナンダの態度は、看病者の基本となろう。身内であり弟子でもある若き人アーナンダは、時としては相手の意見を従順に受け入れる役目を果たし、また、心ゆくまで尽くす態度を貫く。そこには、相手を限りなく安心させる状況が生じている。「生命」のターミナルが、そのようにして自然に進行すると言えるであろうし、そこに、ケア（心配り・看護・安らかさへの道づけ）がなされているということである。

一方で、ブッダ自身は、精神的修養で克服できる「いのち」のレベルをつねに持続しており、心の持ち方が「死への態度」を決めると言える姿をとらえることができよう。それゆえに、淡々と自らの死を弟子たちに語る。そこには、アーナンダが驚くように「修行完成者の皮膚の色は、清らかで輝かしい」（一一〇頁）姿がある。清らかで輝かしい姿こそが、ブッダの場合の「死への態度」であると言えるであろう、そして、「アーナンダよ。私のために、頭を北に向けて床を用意してくれ」（一二五頁）と言うブッダは、自らの「死に臨む態度」を表現していると言えよう。一生を回顧し、弟子たちの悲しみを諭し、「正しい目的を実行し専念しておれ」と導く。最後の言葉を弟子のために語り、あとに残る者のあるべき事柄を説く――人間ゴータマ・ブッダの人生の終わりが安らぎを伴って如実に受け取られ得るとともに、人生の終わり方の手本としての真実の姿があると思われる。(12)

ブッダの場合、いわゆる「生命のターミナル」は平生の精神的修養の持続を基層として予想され、その基層へと呼応する役目を看病人が背負っている。したがって、看病人としてのアーナンダは、ブッダの精神的修養から発露する「生命」の脈絡をよく見取っていると言える。ブッダにおけるその究極は、それゆえに、「修行完成者の皮膚の色は、清らかで輝かしい」と感嘆されるような「いのち（寿命）」の脈動であると言えることになるであろう。そこに、ブッダにおけるターミナル・ケアが成立すると言いえよう。

言うまでもなく、「ケア〈care〉」は世話・看護・配慮を意味するのであり、「キュア〈cure〉」（治療する・直す）ではない。ブッダに付き添うアーナンダは、人間ブッダの肉体的生命の世話・看護に誠心誠意尽くすことが、とりもなおさず、実は自らの精神的「いのち」の輝きとして発露することに気づいていた。つまり、アーナンダは弟子でありながら弟子であることを超えているがゆえに、「修行完成者の皮膚の色は、清らかで輝かしい」と驚きを隠さず、肉体的生命のレベルを超えて精神的いのちの照明、すなわち、「死」をめぐる生命ではなくして「いのちの輝き」を拠りどころとする「寿命（いのち）観」を持ってブッダに接している。もちろん、ブッダ本人は、「精神的修養から発する生命」が発露する器そのものであることがわかっているという意味で、「いのち（寿命）」の理解者である。ここに捉えられる状況が、アーナンダを看とり者とするゴータマ・ブッダの場合のターミナル・ケアの

成立点である。(13)

さらに言えば、ブッダ入滅以後の弟子と関係者の様子、たとえば、入滅直後の初めの夜に弟子アヌルッダとアーナンダは、「法に関する講話」で過ごした（「通夜」）。そして、入滅後の第七日目までの弟子たちの心情と過ごし方は、後に残った者が営む亡き者への追弔であり、いわば、後に残った者への心理的ケアの役割を示している（「中陰参り」として今日も仏教聖職者が果たしている）。また、火葬に付すこと、遺骨を供養すること、遺骨の分配とストゥーパ崇拝などが重要な意味をもつ（それら一連の事柄も、二十世紀末の我々の営む〝死をめぐる習慣〟の祖型であり、今日では仏教聖職者の役割である）。実のところ、これらの事柄が終わった時点ではじめて、一人の人間ゴータマ・ブッダのターミナル・ケアが完成するということである。ここに、仏教のターミナル・ケアの完成点を捉えることができる。今日の仏教的儀礼と僧侶の関わりとを積極的に評価した場合、これらの営みがきわめて重要な示唆を提供することは言うまでもない。(14)

肉体的「死」の受け容れ――本当の「いきがい」といのちの輝き――

ゴータマ・ブッダの晩年の「いのち観」は、言うまでもなく「生老病死の解脱」の完成であった。そこには、「生老病死の解脱」は生命のレベルではなくして、「いのち（寿命）」のそれであるということ、そして、そのレベルの体得が、ゴータマという一人の人間をしてブッダたらしめたという、二つの意味がある。つまり、仏教の生命観が、生死解脱のレベルにおける「いのち」としてとらえられ、実現するのは、「森羅万象に仏性あり」とする人間観においてである。ブッダになりうるという可能性は、「仏性」の開発にあった。そのように、「仏性」の開発の完成が「成仏（仏になること）」であるゆえに、たんなる肉体的な「生老病死」のあり方（生命）を解脱して、「成仏」という「輝くいのち」を実現することこそが完成態である。そこに、きわめて特徴的な仏教の人間観が脈打っている。

一般的に言えば、人間を人間性のみでなく仏性としての存在者として捉え、その「仏性」の開発への実践こそが、人生の究極的意義であることをはっきりと指し示している。その意味で、「仏性」の開発への実践において、「生命」から「いのち（寿命）」への発見があり、そこで、人間が生きることの意味が「生きる甲斐（いきがい）」となりうる。つまり、肉体的な相対世界の最大の不安が「死」であり、その「死」を回避することができない人間の現実において、その解決方法は「死」の受け容れであるということを明確にすることによって、生に対する積極的な態度が、肉体的「死」の受け容れ→ほんとうの「いきがい」の発見→「いのち」の輝きの実感へと経過していくことになると考えられる。この経過の只中に、仏教の「ターミナル・ケア」の特質が横たわっていると思う(15)。

つまり、「死」の受け容れこそが「死」を解脱することであるという考え方である。肉体的な生命観では、「生」の彼岸に「死」が考えられ、したがって「死」に対して全く否定的、ないしは消極的な事象が「死」であるが、仏教的には、肉体的な「死」への不安・恐れからの解脱こそが重視される。それは、たんに生から死へという「生命」を生きることではなくして、自らの死を受け容れることによって、肉体的死を超えて自らの内に輝く「いのち（寿命）」を生きることである。アーナンダが「修行完成者の皮膚は輝いている」と言うブッダの姿が、如実にそれを物語っている。

「生老病死」の道理がほんとうに解る・体得できるということは、それらの四苦を解脱することであり、生をめぐる不安の消滅である。したがって、そこでは「死」があらためて積極的に意味づけされるであろう。消滅としての「死」ではなく輝きとして、変わることのない生命こそが寿命（いのち）であり、この寿命に生きることが、実は「安心立命（心を安らかにして命に立ちかえること）」にほかならないのである。仏教の生命観においてこそ、我々は、生命のターミナルを具体的に考え得る。そこに、新しい観点での仏教、すなわち、ネオ・ブッディズムの基盤を指摘することができる。

ネオ・ブッディズム＝「いのち」の充実と輝きの実現

現代における医学と仏教の間は、前者があまりにも近代科学の先端を走り、後者がそのスピードについていくことができないというようなことではない。そこにはもっと根本的な情況の危機が横たわっている。すなわち、医療においては、疾患を取り除くための技術やシステムが優先して、医師にも看護婦にも、そして患者にも「人間の生命の全一性（分析できない〈いのち〉観）」が希薄になったということである。そして、そのことと比例して、仏教聖職者の意識において、「生に対する死」という観点から、近代医学への依存の領域を「生」に限定し、「死」および「死後」を分担する仏教が濃厚になってしまった。少なくとも、日本における「医療と宗教」の分離と、「政治と宗教」の分離とは、きわめて強く「近代化」を象徴している。しかし、日本の近代化が西欧化であったとしても、その近代化は西欧における宗教の位置づけを見落としてしまったという点で、今日に至るまで堆積してしまう「医療と宗教」の再結合の難しさという大きな問題を残した。この問題が高齢化社会突入の日本社会に与える影響は、計り知れなく大きい。しかし、両者の結合から分離へという歴史を経験し踏まえながら、近代科学の先端を走る時代の今、ここであらためて、分離してしまった両者が「再結合」する必然性について話題にすることは、きわめて大きく深い意義がある。

我々は、今日、右に指摘したようなさまざまな情況の下にありながら、実は、ゴータマ・ブッダの課題から一歩も出てはいないと言える。むしろ、当面の問題について、我々には、仏教の新しい受け取り直し（ネオ・ブッディズム）が求められていると言える。つまり、生に対する死の位置づけから「死」および「死後」を分担する仏教という現状から、生死の解決脱出と、そこに無限に開かれた「いのち」の世界を主題とする仏教へという、比重の置き方の変化が必要であるということである。それは、原点として「仏性存在としての人間観」に基づく「生死解脱」に立って実現する、「いのち」のレベルの強調である。肉体的生命の終わりに臨む患者にとって、有限な「生命」への執着・苦悩よりも、その生死の解脱（生死を解決し脱出すること）こそが肝要であり、そのレベルにおける開かれた意欲こそが、「いのち」の充実であり輝きである。それは、ターミナル・ステージを特色づける仏教の考え方として強調されるべきである。仏教がターミナル・ケアの運動として基本的に持つべき眼目は、ほんとうの「いのち」の充実と輝きとを提供することである。

すでにゴータマ・ブッダの場合に、アーナンダの態度は、関わり合いの存在としてあるところから生起する人間性に根ざしていると言える。その関わり合いの根本は、「配慮」「世話」、そして「奉仕」を意味する〝あり方〟である。それは人間の本質的な存在様式であって、その意味では、人間の存在とは「関係内世界におけるケア」にほかならない。看病の原点がここに見られる。そして、「縁起の法」の実践を通して、「生老病死」（四苦）を解脱できることを説いたゴータマ・ブッダに対して、アーナンダは、こよなき良き看護者であった。ブッダとアーナンダとは絶対に他者なる者同士でありながら、しかも両者は「今・ここで」つねに絶対的に一なる間柄にあって、互いの存在の深みを提供しあっているゆえに、存在と存在とが根本的に持ちつ持たれつすることによって、そこにはともに生き、ともに支え合うという間柄が如実に受けとめられる。ゴータマ・ブッダに随行し看病するアーナンダの思いと行動は、そのような間柄の実現の中で、言うところの「いのち」の充実と輝きを引き出す役割を果たしていると言える。まさにこの点にこそ、我々は、仏教への新しい視点、すなわち、仏教の受けとめ直し、当面の課題である「ネオ・ブッディズム」への基盤を、積極的に提起し得るのである。[16]

おわりに

ゴータマ・ブッダに随行し看病する若き人アーナンダの態度と思いは、ブッダの説く仏教の教えと交響しており、そこに仏教的ターミナル・ケアの原点を捉えることができる。「生老病死」の四苦の解脱を求めてやまない人間ゴータマ・ブッダの姿が、看病者アーナンダとの間柄の中で捉えられる。その基本的ありようは、「生と相対する死」から「死を受け容れる生」への転換であると言える。人間を仏性的存在者として捉えるならば、まさに人間のたゆみなき課題は、その「仏性」の開発であり「仏と成ること」である。ここに、ゴータマの場合の「輝くいのち」がある。言うところの「輝くいのち」の実現を目指すありようが、仏教におけるターミナル・ケアの基本となっていく必要がある。本論で紹介した『ブッダ最後の旅』の描写は、このような内容を示唆してくれる。

中国を経て日本へと伝播してきた仏教は、次第に日本的土着の宗教、すなわち日本仏教としての個性を発揮する。平安時代末期の恵心僧都源信をはじめとする浄土教が、人の臨終にスポットをあてて「臨終行儀」を強調し、その時代の多くの人々が自らの死を「臨終行儀」を通して受容していった。この行儀における「死の受容」は、浄土に往生が決まることによって実現する、「輝くいのち」の世界であると言っても過言ではない。我々の課題はさらに、日本仏教におけるそのような展開の中で、具体的に考察が重ねられなければならないのである。

ここでは、現代における「生命への問い」を仏教の立場、具体的には開祖ゴータマ・ブッダの臨終期から入滅前後の様子をたどることによって、仏教本来（ブッダその人）の「生死観」に直接ふれようとした。そのことは、生の文化の終焉ともいえる現代科学文化の中において、仏教の受けとめ直しを試みることでもあった。いずれにしても、現代における「医療と宗教」の分離・分裂から再結合への基盤が、仏教における生死観の受けとめ直しを通して、具体的に構築されるであろう。それが、ネオ・ブッディズムによる「輝くいのち」の実現への基盤の整備として、大きな意義を持つことになる。

注

(1)　近代という時代の特徴は、理性中心の人間観の中で人間の問題が普遍的な相のもとで考えられ、理性の持ち主としての人間の思惟と知識がつねに優位性をもつ。したがって、生命の問題も、物質に対する優位性として相対的に考えられる傾向が強くある。そこでは、計量的世界観が支配し、人間存在の意味が「深みの次元」を失っている。

(2)　近代の医科学の課題は、人間存在の「深みの次元」をいかにして問題化しうるかということである。このことは、仏教とターミナル・ケアを問題にする場合に持続すべき課題であると思われる。

(3)　現代において、科学的な物の見方と宗教的な物の見方との乖離は大きい。しかし、そのような情況への積極的な反省をともなう時代の到来とともに、「人の生と死」のほんとうの意味の主体的解決が求められることになった。

(4)　宗教のもつ生命観は、特に世界宗教においては仏教とかキリスト教とかの区別を超えて共通するものがある。むしろ、そのような共通する「生命観」ゆえに、世界宗教と呼称されると言える面もある。この視点の重要性を基盤とするゆえに、近代の生命観を媒介として、あらためて仏教について考えようとする意味がある。

(5)　自然的生命と宗教的生命との対立ではなくして、むしろ相互の関わりのレベルが大切である。すなわち、人間の自然的生命は「生きる本能」として働き、宗教的生命は「尊厳的価値」を実践する。いわゆる文化のレベルが後者にあることは言うまでもない。

(6)　当面の課題と視点とは、仏教の開祖であるゴータマ・ブッダを、聖者としてではなくして一人の人間ゴータマとして観るところにある。いわば、ゴータマの晩年の生き態を注目することによって受けとめ直しうる仏教の姿をとらえたい。この課題と視点の発掘は、実のところ、ブッダを聖者釈尊としてとらえる伝統的日本の学の方法の中では生じるべくもなく、明確に近代的西欧の学の伝統、すなわち、人間・文化・宗教を総合的に考察する学術的方法のもとで提起されてきたと思われる。その意味で、仏教研究の新たな問題提起を含むことになろう。

(7)　ゴータマ・ブッダの「生き方と死への態度」は、どこまでも「戒律・禅定・智慧の修養完成」の実現においてしか考えられないという、きわめてはっきりとした特色がある。二六―七、三一、四五、五〇、一〇一、一〇七頁。

(8)　自らの老齢を「熟した」と受けとめ余命を知る情況が起こる時を見逃さないプロセスがある。いわゆるターミナル・ステージに入る前に、このような情況・心境があるのではないか?

(9)　ここでの両者のやりとりは、少なくともアーナンダがブッダの回復を願うがゆえに、自己を無にして営む「看護者のこころ」があり、両者の「こころの通い合い」がある。

(10)　このブッダの言葉は、修行した人の到達する「いのちの輝き」を語る。それは、ブッダの教えに出会い得た人が共通して求める「いのち観」、すなわち、肉体的に命の終わる時の迎え方を示唆している。換言すれば、「いのちの輝き」の実現である。

(11)　ネオ・ブッディズムの用語を、ここに指摘するように人間ゴータマ・ブッダの生き方と死への態度から如実に受けとめ直しされる仏教として理解する。その特徴は、まず、人間を全一性なる生老病死の器から解脱を求める存在者として捉え、生命の究極的価値は「いのちの輝き」の実現にあるゆえに、ターミナル・ケアの役割が積極的に要請される。

(12)　このようにブッダが自らの意思の届く範囲で自らの「生命のターミナル」を用意する姿は、文字通りに自然(自《おの》ずから然り)に「いのち(寿命)」への脈絡を予想させる。このあり方こそが、仏教的死への態勢として伝統してきたものであると言いえる。

(13)　言うところの「アーナンダを看取り者とするゴータマ・ブッダの場合のターミナル・ケア」の視座が、仏教という宗教の持つ歴史と伝統の中で具体的に捉えられることを強調しなければならない。

(14)　仏教的ターミナル・ケアは、平生の修養がもたらす「こころの安定」をつねに基層にして整えられる「安心立命」の境地から、肉体的死を「いのちの輝き」の実現として成就することを目指す。

(15) 現代ほど「生命」とか「死」などの言葉が抽象的になってしまった時代はない。このような情況の中で、「いのち」の輝きを実現していく方途を強調することこそが、仏教の「ターミナル・ケア」の根本的基盤である。

(16) 「生命からいのち（寿命）へ」という思想から、さらに「いのちの充実と輝き」の実現へと到達する仏教が、再三用いる「ネオ・ブッディズム」の本意である。

第3章　仏教ターミナル・ケアへの歩み

ターミナル・ケアにおける仏教への期待

水谷幸正

はじめに

周知のように、釈尊出家の目的は生・老・病・死の四苦を解決することにあった。言いかえれば、仏教思想の根本は四苦（その苦は結局のところ死を前提とする生に対する執着に帰するから、四苦は死苦に要約される）によって代表される人生苦の解決にあった、ということになる。

このことをふまえた上で、現代の日本社会における仏教のありようを考察しつつ、ターミナル・ケアの思想的根拠を明確にすることによって仏教者の役割と期待を考察してゆくことにしたい。

日本仏教の特徴

初期ないし原始仏教において、人間は死への存在であることを強調しており、死は必然であり普遍であることを心底に受容することが仏道への第一歩であった。かの浄土宗第二祖聖光上人が「八万四千の法門は死の一字を説く」（『一言芳談』）と述べているのはあながち誇張ではない。仏教は、大小乗を問わず、宗派の如何にかかわらず、死の教えであるといってよい。しかも、死を説く目的は、欲望に惑わされた執着を断ち切って真実の生を得るためにある。したがって死は常に生とともに語られる。生と死は分けないで「生死《しようじ》」として一つに用いられる。生死とは死を含む人間の生存そのもののことである。大乗仏教においては、この生死についての究明が教義の中軸になっている。そして、生死を超えた不生不滅のいわば永遠の生命観を確立した。「生死一如」の人生観がそれである。華厳教学、天台教学、密教、浄土教、禅宗、日蓮宗などの日本仏教の各宗各派は、総じてこの生死一如に基づいて真実の人生のありようを教えている。

ところが、教え（教義、教理、思想）と実際の仏教者や教団のありかたは必ずしも一致していない。たとえば、日本仏教は葬式仏教であるとよく批判されていることが、そのことをよくあらわしている。そこで、次代を担う仏教を考えるにあたって、日本仏教の特徴を歴史的な面も加味しながら、簡略に列挙して考察しておく必要がある。

日本仏教の特徴として、次のように大きく五つをあげることができる。

(1)国家仏教
(2)学問（思想）仏教
(3)宗派仏教
　①教団仏教
　②寺院（専門僧侶）仏教
(4)生活仏教
　①祈禱（呪術）仏教
　②葬式（墓地）仏教

③祖先崇拝（回向）仏教
④檀家（家）仏教
⑤文化財（観光）仏教
⑥習慣（風俗）仏教
⑦儀礼仏教

(5)人生（生死）仏教
①修行（求道）仏教
②教化（伝道）仏教
③人間・社会（教育・福祉）仏教
④個人（安心）仏教

右は、かりそめに私が特徴を分類列挙したにすぎないので、このほかにも異見があろうかと思うが、だいたい当を得ていると思う。

(1)の国家仏教は、仏教伝来以来の大きな特徴であって、鎮護国家の仏教がこのことを端的に示している。幕藩体制の下に組み入れられた仏教もいわば国家仏教であり、権力者との結びつきが強かったので、明治以後もその傾向はあるにしても、国家神道の絶対主義国家の形成とともに、いまや国家仏教の性格はきわめて少なくなっている。

(2)の学問仏教は、聖徳太子の仏教受容のありかたによく示されているように（典型的にいえば『三経義疏』の著作）、日本仏教は学問仏教を受容し、それを展開せしめている、ということになる。各宗派の開祖をはじめとして、有名な僧侶は学問僧が格段に多い。もちろん学問的素養の少ない無名の多くの僧侶の地道な活躍を重視しなければならないが、僧侶は近世までの日本社会における知識人であったことからしても、学問仏教は当然のなりゆきであった。

仏教学ますます盛んなれど仏教いよいよ衰える、といわれているのは、日本の仏教学は世界最高のレベルであるが、仏教そのものがどうなってゆくかを憂慮しての発言である。いまでも、というべきか、いまや、というべきか、日本は学問仏教である。

(3)の宗派仏教については、よく指摘されているところである。他の国の仏教に比較すればこのことは歴然としている。釈尊を尊崇するが、それ以上に宗派の開祖を教義の拠りどころにし、祭祀おこたりなく大切にしている。

宗派仏教は必ずしも悪いことではない。各宗派が相互に切磋し、よい意味で競いあうことによって、各宗派の教団が刺激を受け活性化することになる。しかし、いわゆる宗派根性を助長することになる。相互に批判しあうから、協力体制がとりにくく統一した仏教活動が鈍くなるという欠点が出てくる。いまの日本仏教は、宗派間の理解がかなり進んでいるにしても、宗派仏教の悪い面が多く残されており、独善性、排他性の強い宗派もある。

この宗派仏教は、組織として教団（あるいは本山）中心運営の仏教になり、さらには僧侶が止住する寺院中心の仏教になる。この教団仏教と寺院仏教が宗派仏教を支えているから、この二面に分けてその内容を知るべきであろう。

(4)の生活仏教は、(2)の学問仏教に対比して考えられることであり、(3)の宗派仏教とつながる面が多い。とりあえず七つに分けてみたが、さらにつけ加えるべき面もあるかもしれないし、違った立場からの分類のしかたもあろう。ともあれこの生活仏教は、現実の日本仏教として活きている仏教であり、ふつう日本仏教といった場合の中身の大半がこれである。いわば生活の中に溶けこんでいる仏教であるから、七つは別々ではなく、みな相互に関連していることはいうまでもない。葬式仏教とか死後の仏教という言葉は、これら生活仏教を一括しての批判である場合が多い。

(5)の人生仏教は、本来の仏教であり、時代や社会の如何を問わず一貫して変わることのない仏教の基本である。学問仏教や生活仏教を通してこの人生仏教を求めている者が少なからずいる。仏教が盛んであるかどうかのスケールはこの人生仏教の中身をもって判断すべきである。これを四つに分類したのも試案にすぎない。このうちとくに①②④が釈尊仏教以来の伝統の積み重ねによって受けつがれてきており、③ももちろん歴史的に発展してきているが、今後の課題として別立てすることにした。求道、教化、安心の仏教が人間仏教・社会仏教となって展開してほしい、それが二十一世紀仏教の課題ではないか、という願いをこめている。

以上、日本仏教の特徴を概観したが、要はやはり僧侶自身の反省と自覚と実践がないならば、次代の仏教の構想は画餅に終わり、期待すべきものもないであろうことを改めて強調しておきたい。

仏教の二面性と僧侶への期待

仏教の現代化とか仏教の将来像、あるいは仏教の諸問題などというように、「仏教」という言葉を簡単に使うが、こういう場合の「仏教」の中身が大きく分けて二つあることをまず明確にしておく必要がある。一つは仏教の教理・思想であり、一つは教団・僧侶のことである。形而上（教理・思想）と形而下（教団・僧侶）ということになる。

仏教の教理や思想に無知無関心である人はともかくとして、多くの人は、現代社会において仏教思想が重要であることを認めている。二十一世紀をよりよい社会にするために、仏教思想が人類を指導する理念にならなければならないことを、世界の識者たちが指摘していることはよく知られている。

もちろん、一口に仏教思想といっても、その幅は広く、奥行きも実に深いので、そのうちのどの教えがとくにいまの社会、あるいはこれからの社会にとって指針となり原動力となるのか、あるいは仏教の根本思想をどのように受け止めて、それを現代社会に生かしてゆくのか、というような難しい問題があるから、単純にはゆかないけれども、仏教思想が高く評価されていることは間違いない。

ところが、いま仏教に問われているのは、むしろ教団や僧侶のありかたなのである。これからの仏教に求められるものの一つが、仏教思想に基づくターミナル・ケアであることを、論述しようとするのであるが、思想もさることながら、僧侶のありかたとしてこの問題を取り上げたいのである。

わたくし自身ひとりの僧侶として、これからの僧侶は「こうありたい」という願いと期待をもっているが（このことについては次に述べる）、それはそれとして、現在の人々や社会が僧侶のありかたをあれこれ批判しているので、その声を僧侶は謙虚に受け止めなければならないと思う。僧侶に対する批判がないとするならば、それはすでに教団や僧侶が見捨てられているということである。批判があるということはありがたいことである。

期待される僧侶像についての私見のごく一部を述べておきたい。現代社会における僧侶の活動は大きく分けて二つある。

第一は、さきの(4)生活仏教で考察したように、「葬式仏教」といわれている儀礼（とくに葬式、年回法事という死後の祭式）執行である。宗教としての仏教の生死観、日本仏教の歴史的社会性、その他いろいろな意味において、このことは大いに意義のあることであるから大切にしなければならない。しかし、あまりにも儀礼化しすぎているし、またそのことだけに終わっているようにみなされているから、葬式仏教という批判が出てくるのである。

そこで第二に、生きている人間を相手にせよ、ということである。充分ではないかもしれないが、僧侶はそれなりに活動している。社会活動の組織に入る者、あるいは寺院を中心に地域社会に貢献する者などさまざまである。さきに(5)人生仏教の③人間・社会（教育・福祉）仏教が二十一世紀の課題である、といったように、いまは寺院そのものが教育や福祉や文化活動によく機能していないにしても、学校や福祉施設に勤める僧侶も多い。

このように二つの活動は、死人ないし死後を対象とするか、あるいは元気に活躍している人を対象にしている。この二つをよりよく充実せしめることはもちろん必要であるが、第三の活動として、これからの仏教に求められるさらに大事なことが、ここ数年来とみに盛んに議論されるようになってきたターミナル・ケアである。看死（死の看とり）といってもよい。

末期がん患者のターミナル・ケアはいうまでもなく、死にゆく人に対して、その人の心を和らげ、安んじて死途につくように導くことが三界の大導師なのである。二十一世紀へ向かっての仏教の活性化は「枕経は、死者の枕頭の誦経ではなく、看死の（身口意三業の）説法である」と変容することにあるといってよい。もちろん永年の習慣を一朝にして変えることは難しい。しかし、五十年先、百年先にはそのようにするのだ、という長いスパンで一人ひとりの僧侶が一里塚を築く努力を重ねるならば、仏教（僧侶の仕事）に対する意識改革がわりと早く実現されると思う。目先のことだけではなく、遠い将来を見つめた努力を重ねてゆきたいものである。

第一（死人、死後）、第二（現実社会）の活動、そして仏前の勤行もさることながら、第三の死を迎えつつある病者への活動は、まさに人生最高のカウンセラーとしての人格、能力、識見（信仰心はいうまでもない）を必要とする。わたくし自身の反省を含めて、今日の僧侶の自省自律を望むこと切なるものがある。生老病死の苦悩からの解脱が釈尊出家の目的、いいかえれば仏教の目的である。これからの仏教に求められるものは、教理の面でも、また僧侶のありかたにおいても、この原点にかえることである、ということにもなる。

現代社会の特徴はどのようなものか、二十一世紀を目ざしてどうあるべきか、ということについては、議論が多岐にわたり簡単に論ずることはできない。しかし、ふつうよく言われていることを常識的に取り上げるならば、国際化、情報化、高齢化社会であるということとなる。

この三つのどれを取り上げても大事なことばかりであるが、とくに日本において重要視されている社会問題が高齢化である。二十一世紀がどのような社会になるのか容易に予測はできないが、確実にいえることは、高齢社会になるということである。

このことを見据えて、政治、社会福祉、医学などあらゆる分野からの対応が措置されつつあるが、老人問題の基本は、いわば人生の黄昏時における主体的な「生きがい」の確立にある。いいかえれば、死を前提とした生をいかに充実するか、ということになる。

このことは、いま生きているすべての人々の究極の人生観として最も大事なことであるが、老人になるか、病人になって、はじめて自分自身のこととして受け止めてゆくのが凡人の常である。社会問題として傍観するのではなく、自己の問題として早くこのことに気づかねばならない。つまり、高齢社会の問題は人間の心の問題が基本なのである。仏教思想の果たす役割が極めて大である。

老人福祉の理念、医の倫理、生命倫理などの確立のために仏教が見直されているのである。臨死の医療と看護、安楽死、脳死、臓器移植などなど具体的な問題が多いが、とくにターミナル・ケアにおける僧侶の活動が期待されているのである。

ターミナル・ケアと仏教

ターミナル・ケアの根本はいうまでもなく死そのものである。ここ十年来、死をめぐる話題がとみに盛んになってきた。なぜ、いま「死」を問題にするのか、ということは問う必要のないことなのだろうか。そうではない。やはり現代といういまの時代の社会的な背景を問わねばならない。

少し意地悪い一つの見方をすれば、老いとか死とかが頻《しき》りに論ぜられるようになったのは、高齢化社会の時代になったということもあるが、日常生活が豊かになり余裕ができて、考えること（思い煩うこと）が増えてきたからではなかろうか。

生老病死の苦からの解脱のために仏教者は「生死」を課題にして修行しているが、昔は一般の人がそれを問題にすることは少なかったと思う。重き荷を背負うて坂道を登るが如し、であって、登ることに一所懸命で、その坂道の行きつくところについて考える余裕がなかった。世帯をやりくりし、働き働きぬいて、いつの間にか老人になり、そして死んでいった。

仏教とか生死について深い思慮をめぐらすことがなくても、精一杯生きぬいて死んでいったのである。精一杯生きぬいている人々は、死をどう迎えるかということを考える暇もなく、知らず知らずのうちに仏心を身につけて、心安らかに死を迎えたものと思う。

精一杯生きぬく生きざまが生死の問題を解決する最も重要な鍵である。死を自覚して日常生活を送るというありかたや、さらには死の質を高める、という課題はその生きざまの中から問われてくる。しかもなお、生活環境（社会的風土）が宗教的雰囲気に満ちていることが望ましい。

ネパールで数年間看護婦の職にあったある婦人が、「医師は少なく、医療のレベルも低いネパールの人々が、安らかに死んでゆくのに、これだけ医療の発達した日本で、不安や恐れを抱き苦しみながら死んでゆく人が多いのはなぜだろうか。よく考えてみる必要がある」と、問題を提起していることを申し添えておきたい。

はじめから逆説的なことをあげつらっているようであるが、ターミナル・ケアを論じる場合、前述したことが少なくとも前提にならなければならない。いま「死の臨床」が強調されることは確かによいことであるが、「生の充実」がなお大切であること、しかもその上にこそターミナル・ケアがあることを言いたかったのである。

とはいうものの、人間はやはり、むなしい、はかない、弱い、おろかな者である。いかに生の充実を目指したとしても、いざ死を迎えるならば、生のときに予感することのできなかった苦悩のなかに陥ることであろう。ことに物質文明にとり囲まれた現代人においてはなおさらのことである。なればこそいま「死」が問われなければならないし、ターミナル・ケアが必要となってくるのである。

さて、無宗教者といわれる人の中にも、人格円満な方もおられるし、生死の問題を解決して悠々と死途につく人もいる。したがって、宗教は必要でないということになるかもしれないが、無宗教という場合のその中身を吟味しなくてはならない。(既成宗教でないという意味の無宗教もあれば、あるいはなんらかの信念をもつ人は、厳密にいえば無宗教とはいえないし、調査し統計をとったわけでもないから正確にはいえないが、大多数の人々はなんらかの宗教情操や人生観によって生死の問題を受け止めているのではないかと思う)。

宗教にもいろいろあるが「生と死」のいわば人生の根本問題を説くのが仏教なのである。いまの日本語としての「宗教」は“Religion”の訳語として用いられているが、本来は「仏教は宗教である」といわれていた用語である。宗は「もと・むね」と訓読みする。「もと」は「元・基・根本」であり、「むね」は「胸・棟・峯・本旨」である。人生の「むねの教え、もとの教え」が宗教である。生死一如の「いのち」の哲学が仏教の根本思想であるといってよい。この世の生を限りなく尊重するがゆえにこそ、永遠の「いのち」の世界に論及する。ここに生死一如の人生観が成り立つ。肉体的な死はあるにしても、死そのものは生の延長（再生）である。観念論であるという批判は免れないが、その具体的なありかたが、前述した精一杯生きぬく生きざまになる。

生の質を高め、死の質を高めるというが、これとても要は心のありかたになる。心の質を高めるには、これまた必ずしも仏教によらなくてもよいという意見もあろうが、生死にかかわる心の問題は、前述したように仏教領域に入る。生とうらはらの死を扱う一つがターミナル・ケアである。生の充実を願う仏教としては、当然ターミナル・ケアにかかわらなくてはならない。

仏教の生死観――「いのち」の哲学――

仏教に対する批判としてよくいわれていることは、現代社会に適応しない、時代遅れの宗教である、ということである。このことは日本仏教の特徴であるということではなくして、諸国の事情において多少の異なりはあるにしても、おしなべて仏教は時代性社会性の少ない宗教であるといわざるを得ない。個人の解脱を主目的とする仏教のありかたからいって、当然のなりゆきかもしれない。

わたくしたち仏教徒はこの批判を謙虚に受け止めねばならない。過去の仏教の歴史を顧みるとき、その時代の指導者や大衆に大きな影響力を与えた仏教を数多く挙げることができるにしても、他の宗教（たとえばキリスト教）に比べて時代性社会性が劣っていると指摘されてもいたしかたない面も確かにある。

しかし、いまや仏教は世界的に注目され期待されている。ヨーロッパ文明の衰退にかわるものとして、東洋文明、仏教精神が見直され、二十一世紀をリードする指導理念は仏教であるとさえいわれていることは周知のところである。

仏教といった場合、仏教者や仏教教団と、仏教思想や仏教精神の二つに分けて考えることができる、形而下的なものと形而上的なものとである、ということはさきに一言した。そして、現代社会における形而下的なわたくしたち僧侶のありかたが極めて重要な課題として問われていることを、ターミナル・ケアという具体例を通じて論じてきた。人類の福祉と世界の平和に貢献するためにはいかにあるべきか、ということが教団としても個人としても常に問い続けられなければならないし、日常の修行や生活を通じて具体的に実現させてゆかねばならない。

さて、ここではさらに、形而上的なことについて愚見の一端を述べることにしたい。二千五百年の歴史を通じて一貫して変わらぬ仏教精神が、世界の新たな動向を指導する理念にならなければならないとするならば、その内容はいかなるものであるか、そしてそれを現代的にどのように表現すべきであるか、ということが仏教の根源に立ちかえって問われなければならない。つまり、仏教の根本思想の現代化、ということを問うことになる。結論的にいえば、わたくしは、仏教の根本思想ともいうべき「縁起」を「いのち」の哲学として提示したいのである。

思うに、ギリシャ哲学から発展してきたヨーロッパ哲学はまことにすばらしい思想体系であるが、しいていえば「いのち」の哲学が欠落していた（欠落していた、というのは少し言い過ぎなので、不充分であった、といいかえてもよい）。それに比べて仏教の思想には、もちろん論理学や認識論があるにしても、「いのち」の哲学が中心であった、というのが、わたくしの基本的な見解である。「まず、ことば（言葉）ありき」というヨーロッパ哲学に対して、「まず、こころ（心）ありき」というのが仏教哲学の特徴ではないだろうか。

「こころ」と「いのち」の両者は密接なつながりがある。そしてともに幅が広く奥の深い概念である。「こころ」とは何ぞや、について仏教はまさに蘊奥をきわめている。現代においても、人間の心の考察は哲学的、心理学的、医学的そのほかいろいろな面からなされているが、簡単に解明できる問題ではないであろう。

いまは「こころ」の問題を論ずるのが目的ではないので、このことはさておいて、「いのち」について少し述べておきたいと思う。深奥な「いのち」の概念を理解する一つの方法として、わたくしは「見えるいのち」と「見えないいのち」の二つに分けて考えることにしている。「見えるいのち」とは、人間の身体が活きていることである。人間が生きていること（死んでいない）を、「いのち」がある、という。つまり、生きている身体そのものを「いのち」というのである。人間だけではない。すべての動物、植物の生きている状態が「いのち」である。「いのち」あるものが生物なのである。死んでしまえば、「いのち」が無くなった、という。生物が生きていることは眼で確かめることができるから、このような「いのち」をわたくしは「見えるいのち」といっている。科学的、医学的、生物学的「いのち」といってもよい。

ところが、この「見えるいのち」をして「いのち」たらしめているものが、なにかあるのではないか、ということを考えざるを得ない。宇宙生成のはじまりから根源的なものがなにかあるのではないか。「見えるいのち」を支えている作用（はたらき）のようなものが宇宙に満ちみちているのではないか。そういうものを表現する適当な言葉として「いのち」の語を用いてもよいのではないか。これをわたくしは「見えないいのち」といっているのである。生物が生きているという「いのち」の根源に、人間の認識や感覚を越えた「いのち」があると受け止めることによって、「見えるいのち」がよりよく理解できるのではないか。この「いのち」がさきの科学的な「いのち」に対して、宗教的あるいは哲学的「いのち」であるといってもよい。たとえばよく使う「永遠の生命」という言葉の「生命」が、それにあたるとみなしてよいであろう。

この「見えないいのち」の世界を開悟し開示されたのが釈尊である、ということを論理的に解明することが仏教思想の現代化の重要な課題である、ということになる。

仏教の原点は、釈尊が開悟した「さとり」の体験である。その「さとり」の体験の内容は何か。このことは釈尊のみがよく味わい得た境地で、言葉で表現することが釈尊自身も不十分であったと言われているように、言葉の限界を超えている。しかし数千巻の経論は、この「さとり」の内容を文章化して表現しようとした努力の結晶であるとみなしてよい。

右のことを承知の上で、あえて釈尊の「さとり」の内容を経論の表現を通じて考察すれば、それは「縁起」である、というのが大方のみかたである。この「縁起」をいかに理解してゆくかということが、仏教思想展開の大きな部分を占めていることは周知のところであり、重要な仏教教理はすべて縁起思想を基本とするものである、といってよい。かくして、「縁起」は「さとり」そのものを概念として表現したものであるから、それは仏教の根本思想である、ということになる。根本哲学といいなおしてもよい。

質的に深奥であり、量的に膨大な「縁起」思想の理解のしかたは一様ではないが、わたくしは端的に時間的と空間的に分けて理解することにしている。

あるものが存在し、それをわれわれが認識することが、哲学的に難しくいえば、形而上学的な存在論となり、さらには認識論となって展開してゆくのであるが、真の実在は何かとか、最高実在は何であるか、というようなことはともかくとして、ものが存在するということの基本は、いつ、どこに、ということである。つまり、時間と空間によって決まるのである。客観的な事物（対象）は時と場所によって存在が決定づけられるのである。

そうすると、仏教の根本思想である縁起とは、時間と空間において、もののありようを示したものである、ということができる。

まず、時間的にいえば、ものが生じたり滅したりする、というありかたである。いまここに存在するものについていえば、すべて過去の因縁によって生じたものであって、因縁なくして生じているものは何もなく、また滅することもない、ということである。また現在の因縁によって将来のものが生じたり滅したりすることになる。つまり、因縁生起説にあたる。宇宙に存在する森羅万象はすべて過去の因縁によって生起したものであり、また滅してゆくものでもある。

因縁という語を「条件」という語に置きかえてもよいであろう。いろいろな条件のもとに、すべてが存在しているのであるから、その条件が変わると、存在しているもののありかたが変わってくる。無条件で存在するものはなく、しかも条件そのものが生滅するものであるかぎり、存在するものは変化するものである。したがって、ここでいう存在するものとは、作られたもの、現象したもの、ということである。条件によって作られたものは、変化するものであり、常住のものはない、ということになる。仏教の基本的思想といわれている諸行無常とはこのことである。思想的展開の前後はともかくとして、縁起説の時間的解釈がそのまま諸行無常であることを知ることができる。

次に、空間的にいえば、現にいまここに存在しているものどうしの関係をいうのである。因縁によって生じているすべてのもののお互いの連帯関係をいうのである。此れがあるから彼がある、ということである。これを論理的に解釈する場合もあるが、相依相関、相依相資といわれているように、空間的に存在するものは相互に皆つながっており関係していることである、とみなしてよい。つまり、独立自存のものは一つとしてない、ということである。分かりやすくいえば、もちつもたれつ、の関係にあるということである。宇宙に存在する森羅万象はすべて、なんらかの関係において他のものと共存共生しているのである。

この独立自存ということは、自我の概念と直接に結びつくものではないにしても、このことも「我」の内容の一つとみなすならば、独立自存のものはない、ということは「無我」ということになる。すなわち、諸法無我ということになる。縁起の空間的解釈が諸法無我に相当するのである。

「無常・苦・無我」という初期仏教の基本思想のうち、その原点であるとみなしてもよい一切皆苦を含むところの諸行無常と諸法無我が「縁起」と同じことになるのである。つまり、縁起とは無常のことであり、無我のことである、ということになり、無我の思想が発展して大乗仏教では空思想になってゆくのである。とくに、中観哲学では縁起の空間的（論理的）解釈によって空思想を展開していることは周知のところである。

大乗仏教の空思想の理解において、体空観に対して折空観があるように、縁起の理解もこれに則していうならば、体（縁起）観であるべきであるにもかかわらず、以上の縁起解釈は折（縁起）観であるとの批判もあろうかと思うが、一つの縁起解釈として許されてよいであろう。

ところで、縁起説はいわゆる存在論や認識論のための思想として展開しているところに意味があるのではなくして、仏教が宗教であるかぎり、結局のところは、自分自身の存在、いまの自己のありようを自覚せしめるためのいわば人生観である、といってもよいのではないか。わたくしがいまここに生きている、というそのこと自体が縁起なのであって、いまここに生きている、その生きざまの根源を明かすものである、といってよかろう。

たとえば、時間的にいえば、いまわたくしが生きている因縁はさまざまであるが、直接の因は両親が存在していたということであり、その両親もまたそれぞれ両親が存在していたからこそこの世に生まれてきたのである。さらに四人の祖父母にもそれぞれ両親がいたのであって、このように考えていくと、机上の論理にはなるが、三十代前には十億の先祖がいたことになり、そのうちのたとい一人でも欠けていたならば、いまわたくしがここに生まれてくることはできなかった、ということになる。過去のすべての人々の存在が因縁となって、いまわたくしたちがここに生起したのである。過去のすべての人々の生命がわたくしたちの生命の中に流れている、ということになる。

過去だけではない。未来についても同じようなことがいえる。子をかりに二人ずつ生んでいったとするならば――これこそ机上の空論になるが――、三十代後には十億の人々が生ずることになる。現在のわたくしたちの因縁が将来のすべての人々を生起せしめていくのである。わたくしたちの生命が将来のすべての人々の生命となって展開してゆくのである。つまり、過去のすべての人々の生命がこもりこもって、いまここに生きている一人一人の生命となっているのであり、しかも、将来のすべての人々の生命となって拡がってゆくのである。

空間的にいえば、わたくしがここに生きているということは、わたくし以外の存在との関わりにおいて生きているのであり、わたくしに関わっている存在もまた、そのもの以外の存在との関わりの中において存在しているのである。かくして、わたくしの存在の関わりが無尽の宇宙（虚空）へと拡大されてゆく。いいかえれば、無限に拡がっている宇宙の世界へとつながってゆくものの中の一つの存在が、いまここに生きている一人一人のわたくしなのである。森羅万象すべて宇宙に満ちみちている同じ一つの生命を持って生きているのである。このような、いわば無限大の生命の世界を大乗仏教では法界とよび、真如と名づけているとみなしてよいであろう。

さて、過去から現在、現在から未来へという無限の時間の流れを無量寿（Amitāyus）ということはなんら差し支えない。無限の空間の拡がりをすぐに無量光（Amitābha）と名づけることは多少問題を残すことになるが、許されてよいことであろう。無量寿、無量光の仏陀が阿弥陀仏であることは、いまさらいうまでもない。もちろん、阿弥陀仏の仏陀観の起源やその思想的背景については多くの議論のあるところであるが、原語的には寿命無量と光明無量の二つを出ないのであるから、その内容を「縁起」の時間的解釈と空間的解釈に相当せしめて理解することは、あながら不当とはいえまい。いな、むしろ、仏（如来）の根源態は時間的永遠性と空間的遍満性であるといわれているように、阿弥陀仏はゾロアスター教や太陽神やキリスト教とは異なったものであって、釈尊の「さとり」の内容に結びつくものであり、「縁起」に直結するものである、というべきであると思う。

過去のすべての人々の生命がこもっており、宇宙に満ちみちた生命を持っている、ということは、阿弥陀仏の「いのち」をいただいて生きているということになる。さらにいうならば、縁起ということは「いのち」ということであり、それは阿弥陀仏というみ仏の「いのち」なのである。無量寿・無量光の阿弥陀仏の衆生救済の本願は、釈尊の「さとり」の中味なのである。このことを学問的に体系づけるならば、仏教の根本的思想である「縁起」は「いのち」の哲学であるといってよいであろう。

二十一世紀の世界を指導する理念は、「いのち」の哲学による仏教精神になるであろうことを、重ねて提言しておきたい。

わたくしのターミナル・ケア

ターミナル・ケアの方法論を科学的、体系的に確立するためには、なお時間を要するであろう。臨床の積み重ねの上に、さまざまな角度からの研究が行なわれることによって、その成果が期待されるのである。しかし、かりに一定の成果がでないにしても、方法論確立への目標に向かって努力していること自体が、ターミナル・ケアに大いにプラスになり、貢献することになるはずである。いろいろな研究会における研究活動の意義がここにある。

仏教的な方法論は、一言でいえば対機説法ということになろうかと思うが、ここで最も大事なことは、ケアを行なう実践者（僧侶）の人柄と仏教的信念（信仰）と、さらに対象者との信頼関係である。

人を導く多くの方法論が仏教術語の中に用意されているが、その一つを例示すれば「四摂事《ししょうじ》」がある。布施（相手のしてほしいことを無私無欲でする）、愛語（やさしい言葉をかける）、利行（行為の基準を常に相手の利益におく）、同事（相手と同じ立場に立って思いやりの心で仕事をする）の四つである。

ともあれ、仏教的なケアの方程式やインスタントな原理原則を、画一的に、せっかちにつくりあげるのではなく、まさにケアにたずさわる僧侶自身の信仰に基づく慈悲行が特効薬であることを自覚し、医療について学習しつつ、少しでも多くの臨床経験を重ねることが現状の課題であろう。

ではこのような僧侶をいかに養成してゆくか、ということがこれからの大きな課題である。わたくしたちの研究グループは、すでに「医療機関・福祉施設等における専従僧侶養成に関するカリキュラム」（案）を作成し、佛教大学当局に上申した。平成四年度から取り上げられることを念願しつつ、養成の理念、趣旨、原則、科目内容などをきめ細かく提示している。これが実現されるならば、社会教育、社会福祉へ仏教者が大きな影響を与えるとともに、二十一世紀の僧侶像が変革されてゆくであろうことを期待している。

この稿を閉じるにあたって、わたくしはターミナル・ケアは人ごとではない、自分がターミナル・ケアを受けるのだ、ということに気づいた。ケアをする人は実はケアをされているのだ、という受け止めかたの中にこそ、他のケアとは異なる死のケアの望ましいありかたがあるのではなかろうか。

いやいや、それどころではない。いずれわたくしも死を迎えるそのときに、ケアを受けなくても、人生を諦観し、安心して往生できるように精進せねばならないと自戒しているが、さてどうなるか。

日本仏教には各宗派がある。どの宗派もみな立派な仏教であるからどれでもよいのであるが、わたくし自身が信仰している浄土教の面からいうならば、精一杯生きぬくことは念仏を申すことになる。

念仏とは世俗の欲望や執着に煩わされず、すべての人々、すべてのもの（大いなる「いのち」の世界といってもよい）に支えられて、いいかえれば、み仏に守られ、願われて生かされているありがたさを心底より喜んで生きぬくことである。かくておおらかにさわやかに楽しく生きぬくことができる。念仏を申す生きかたによって、思い煩うことのない死を迎えることができる、と確信している。

しかもその死はみ仏の「いのち」の世界（浄土）に生まれ往くことなのである。前述したように、死は生の断絶ではなく延長である、と受け止めることによってこそ、いまの人生の真実に触れることができる。死の問題は、いわば人類の永遠の課題であるかもしれない。なればこそ、「生の充実」をはかるために、人生の真実を求めてゆく精進もまたこれ課題なのである。

宗教家と教師は最も死にぎわが悪い、と噂されている。あれこれ教示めいたことをいま述べたが、いざというとき、両方を兼ねるわたくしは、最もケアを必要とする患者になる可能性がないとはいえない。もしそうなったときには、ぜひ仏教のケア（念仏の臨終行儀）をしてもらうことをお願いしたい。このことが、わたくしの一つのささやかな結論でもある。

ビハーラ・ケアの実践方法論

藤本浄彦・伊藤真宏
山口信治

いわゆる「仏教ターミナル・ケア」とは、ブッダの悟られた教えに準拠しての援助活動であるゆえに、独自の呼称として「ビハーラ・ケア」の用語がふさわしい。したがって本稿では、以下、「仏教ターミナル・ケア」にかえて「ビハーラ・ケア」の語を用いることにする。

ターミナル・ケアの仏教的根拠

そもそも仏教は、「仏に成る教え」であり、具体的には各自が持って生まれた〃仏性〃の開発実現の実践であるといえる。その理念は、永遠の生命としての涅槃界を求めることであり、そのために種々の行法（実践規範）が説かれることになる。それを大乗仏教として特徴づければ、〃菩薩道の実修〃といえる。

ゴータマは、人および人の世が、四苦八苦（生・老・病・死の四苦と愛別離苦・怨憎会苦・求不得苦・五陰盛苦）であり、縁に依って起こり、貪・瞋・痴の煩悩（三毒）を纏った現実であることを強調し、まさにそこからの解脱を求め、実現した。また、ブッダの教説は、ブッダによる「人間のあるべき姿」の提示である。すなわち永遠の安心立命を得ることが、人として生まれてきたことの目的なのである。このような人間観こそがビハーラ・ケアの基盤であるといえる。つまり、そこでのケアは、たんに「患者」（病人）をめぐってのそれではないということが大切である。

仏教では、人間把握の一つとして、感覚を起こさせる五つの器官（五根）が説かれる。すなわち眼根・耳根・鼻根・舌根・身根であり、これらの「根」を清浄に保つことが要請される。また、悟りに到達する七つの方法として、教法の中から真実なるものを択び取り偽りなるものを捨てること（択法覚支）、真の正法を択び取ったらそれに専念して精進すること（精進覚支）、真実なる法を行じる喜びに住すること（喜覚支）、心身をつねに快適な状態に保つこと（軽安覚支）、何事にも執着しないこと（捨覚支）、心を集中して散乱せしめないこと（定覚支）、つねに禅定と智慧を念じること（念覚支）の「七覚支」が説かれ、また修行方法として「四念処」、すなわち身念処（肉体の不浄）、受念処（感覚の苦）、心念処（心の無常）、法念処（法の無我）の四種の観法が説かれるが、これらはいずれも人間を現実相のなかで「人間いかに生きるべきか?」のレベルへ高めていく実践方法である。次に、「四無量心」が注目される。すなわち、多くの人々に深い友愛の心を無量に起こすこと（慈無量心）、多くの人々の苦しみに同感共苦する心を無量に起こすこと（悲無量心）、多くの人々の幸福を見て喜ぶ心を無量に起こすこと（喜無量心）、あらゆる執着を捨てる心を無量に起こすこと（捨無量心）の四つである。このような四つの無量心の発露が仏教の実践修行の内容だとすれば、それはまさしく、ターミナル・ケアが必要とする要素であり、そこにビハーラ・ケアの成立する根拠がある。したがって、そこでのケアの提供者は、どこまでも実践修行者において可能であるといえよう。

大乗仏教の実践は、「自行利他」、すなわち菩薩行として特徴づけられる。菩薩が修する五種の行（五行）は、戒定慧によって修行する菩薩の正行（聖行）、浄い心で人々の苦を除き楽を与える行（梵行）、天然の理による妙行（天行）、嬰児に対するように慈悲の心で小善を行じる（嬰児行）、悩める人間と同じように苦や迷いを示す行（病行）、である。そして、菩薩が人々を悟りに導く方法としての「四摂事《ししょうじ》」がある。すなわち、布施摂＝真理を教えたり（法施）物を与えたりする（財施）こと、愛語摂＝優しい言葉をかけること、利行摂＝身体で行為し・口で言い・意（こころ）で思う、この三業による善行で人に利益を与えること、同事摂＝相手と同じ立場に身をおくこと、以上である。これらは大乗仏教の根本であり、それが菩薩道として実践展開されるのであるが、実のところ、それらはまた、ターミナル・ケアを提供する人と受ける人との関係のあるべき姿を示してもいることに気づくのである。つまり仏教そのものが本来的に、ターミナル・ケアの役割を背負っているということである。

ビハーラ・ケアの構造と機能

ビハーラ・ケア（仏教ターミナル・ケア）とは、予後不良と診断された人の残された生命の日々がより豊かに、より積極的に過ごせるように、その人の身体的・精神的・社会的・宗教的ニーズを仏教を根底にして充足させ、その人が心から納得するように世話をし協力することである。

したがって、ケアの対象者は上記の欲求を持つ人すべてであり、ケアの提供者は医療・看護者をはじめとして、上記の欲求を充たしうる、あらゆる職種に従事する人々である。

ビハーラ・ケアを必要とする対象者の場合、従来の医療中心の方法を大きく見直す必要がある。ビハーラ・ケアにおいては、次頁の図表が示すように、「仏教的ケア」を土台としてこれを各階層へと及ぼしてゆくのであるが、「身体的ケア」は必ずしも目的にはならない。

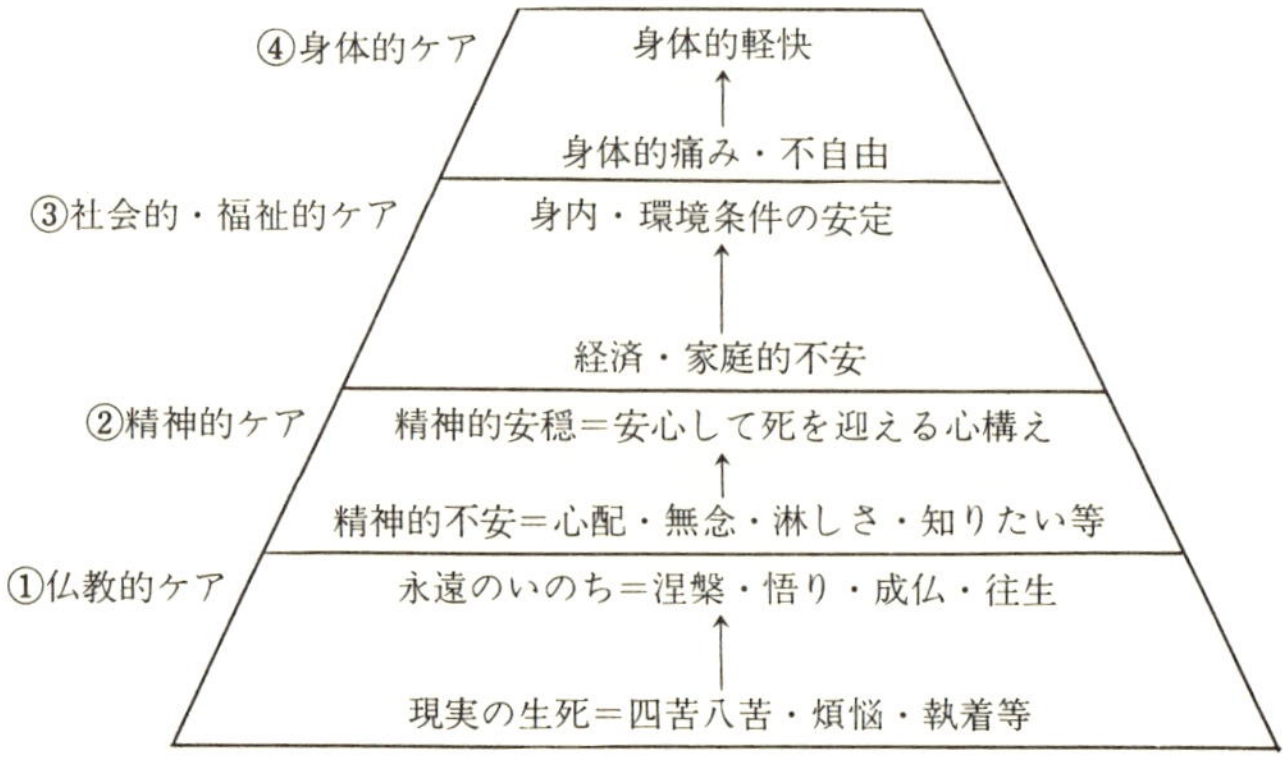

ケアの対象者が現実に死を認識したとき、死への不安、過去の行為をめぐる罪悪観、人生への疑問等が「苦」として現われる。それを取り除くか解決するために求められる実践方法（技術）を提供するのが、「仏教的ケア」である。それを十全な形で提供するには、ケアの提供者（看護僧）の人格と宗教的資質が何よりも求められる。相手から信仰的信頼を得なければならない。相手が感じ持つ「苦」が全人格的であればあるほど、このことは重要である。そのような信仰に基づく間柄においてこそ、精神的にも社会的・福祉的にも身体的にも、家族的にも、充分なケアがなされ得るであろう。

身体的ケアは、ここでは、仏教的ケアと相関する。つまり、対象者の意思を尊重し、「話したい」「動きたい」「食べたい」という自然的欲求を優先して、その心の充実を図るとともに彼（または彼女）と家族・親類・友人等との人間的なつながりをしっかりさせる。

ケア対象者とその家族の経済的な問題や環境的変化等は、切実である。仏教者としての考え方で解決に努力することはもちろんであるが、教団からの援助や奨学金の支給、そして基金の設立等を考えるべきである。そのような経済的・宗教的配慮がケアの関係者に限りない安らぎを与える。

以上のような構造と機能から、ビハーラ・ケアは、仏教を根底にした、すぐれて日本的な持ち味を持ったターミナル・ケアとして実践されるであろう。

ビハーラ・ケアの活動とその特徴

(1)ビハーラ・ケアの活動を、〈いつ〉〈だれが〉〈だれに〉〈どこで〉〈何をどうする〉という視点から簡単にまとめてみることにする。

〈いつ〉

仏教の立場では「いかに生きるか」の問いがつねに基本にあり、積極的な生が理想的な死の実現へと連なるという考え方である。したがって、予後不良に入る前から「死についての悟り」があることが望ましいが、ターミナルの時期としては、ゴータマ・ブッダにならって「余命三カ月」をこれに当てる。また、これを「この人、命終わる時に臨んで（臨終）・この人、命終わる時（命終）・この人、命終わりて（命終後）」という『阿弥陀経』の記載にしたがって、「臨終期間→命終→命終後」の三ステージに分けて考える。臨終以後は仏教的儀礼を通して家族をケアし、中陰（一七日—七七日、忌明）から一周忌等の年忌に及ぶ。

〈だれが〉

ケアの提供者のことである。伝統的な医療関係では医者や看護婦が中心となるが、ここでは、仏教修行者としての自覚と資質を基盤または絆とするスタッフであるから、「自他平等の相互性」を基本とする。仏教的看護の専門家、すなわち「お世話する人」を「ビハーラ僧」または「仏教チャプレン」と呼ぶ。

〈だれに〉

ケアの対象者のことである。伝統的な医療関係では患者と呼ぶが、ここでは、病気に罹っている人という認識ではなくて、仏教修行完成へ向けて「与えられた生命を真に成就しようとしている人」という人間観を持つ。したがって、治療を受ける人というよりも、「お世話になる」人のことである。

〈どこで〉

原則としてケアの活動が円滑になされる場所であること。ゴータマ・ブッダに学んで、そこを修行の場とする自覚が必要となる。肉体的な死が「成仏（仏に成ること）」「往生浄土（浄土に往き生まれること）」へのスタートであるという環境づくり、たとえば、来迎（仏が来たりて浄土に迎え取る）のイメージをかもし出す仏教音楽や念仏の声などが要請される。

〈何をどうするか〉

仏教修行完成へ向けて生きてきた人の精神的・肉体的・社会的苦痛や問題を除去するための「一切のお世話」である。医者と患者、死に向かう人と健康者、というような対立的な考えや一切の差別を捨てて、心の奥底からの喜びと感謝の気持ちの発露として、死にゆく人の身の回りのことと身体および心のお世話をする。自行利他の菩薩行の実践であり、「五行」「四無量心」「四摂事」などの仏教的態度をもって、あたかもゴータマ・ブッダに仕えるアーナンダのごとくすべきである。また、その人の命終に立ち会い、臨終行儀をつとめて、仏の来迎を喜び、「浄土に帰る姿」を説き、静かに合掌し耳に聞こえるほどに念仏して、その人の手をとって「お迎えです、後から参りますから、……」と一言付け加えることが望ましい。さらに、命終の後の遺体の処置から葬儀までの一切の準備と、遺族への宗教的な気遣い等のお世話を続ける。先に紹介した「臨終行儀」の一々が再評価されることになる。

⑵ビハーラ・ケアの特徴について、〈理念〉〈日常生活〉〈システム〉の側面から、いわゆるホスピス・ケアとも比

較しながらまとめてみる。

〈理念〉

1ホスピスがキリスト教の教義を中心にしてケアのシステム化を考えるのに対し、ビハーラ・ケアは仏教（Buddhism）を根底にしてのそれを考える。前者が科学的方法によるのに対して、後者は仏道修行的方法による。

2予後不良の入所者の死を、生命の成就、もしくは仏教的〝いのち〟の実現とみなし、物質的・肉体的死を排除する。つまり死を〝涅槃への旅〟として尊ぶ。人生の目的地に向かって主体的に旅を続けることが、修行完成の道であることを強調する。

3ここでの〝ケア〟は、〝世話〟ということである。〝キュア〟つまり〝治療〟ではない。可能な限りの治療は行なうが、特に〝肉体的苦痛を味わうことの意味〟を説きながら、痛みと不安と苦しみの緩和を目指す。

4ホスピスが〝裁きからのゆるし〟と救済を特徴とするのに対して、ビハーラは仏道修行による〝出離生死〟を目的とする。したがって、ケアする者の対応は、前者の許容に対して、受容的態度である。

5ビハーラ・ケアに携わる主たるスタッフとしては、肉体的なケアを担う医療従事者（医者・看護婦等）、精神的ケアを担う精神内科のスタッフ、社会的文化的ニーズを担うソーシャル・ワーカー、それに全人格的な介護と対話による〝お世話〟を担うビハーラ僧を配置する。これらのスタッフは、仏教信仰または仏教的資質を絆とする。

6ビハーラ僧は、入所者にとって意味ある他者として身のまわりの一切の世話（入所―介護・相談・世話―臨終・命終の看とり―葬儀―遺族の宗教的ケア）を行なう。また、スタッフの人間関係を調整する。〝隅に置かれたごみ箱〟の役割を果たす。

7入所者に対して、自然な形で「死の教育」(Death Education)を行ない、「告知」ではなく体の状況を説明する。また、自然のままの死の尊さを好ましい死として受け入れる考え方をとる。

8施設全体がビハーラであるが、特に「臨終の施設」を置き、死にともなう一切の儀式と配慮を世話し、入所者の希望によっては臨終行儀を行なうが、決して強制するものではない。

〈日常の生活〉

1世話人(ビハーラ僧)による入所オリエンテーションを入所者とその身内関係者に行なう。信頼関係や円滑なコミュニケーションによって、安心して話し合える人と場所づくりに誘うためである。

2日常生活に重点を置き、生活や学習の意味を高め、社会的存在としての人間のあり方を保証し、孤立化を防ぐ。そのために、こころを開いて関わる機会を提供して、〝意義ある他者〟の発見に努めてもらう。入所者同士およびスタッフとの対話を図る。

3家族・知人・友人等の人間的資源を調査し、活用できるように組織化する。たとえば、「家族友の会」などの組織をつくり、これを通して連絡・調査・相談に応じる。

4治療やリハビリを行なうが、特に言語治療士等との連携のもとで、対話を疎外する条件の改善に努める。補助役としてのビハーラ僧は、対話が最後までできるように尽力する。

5臨終に使う部屋(仏像を祀った仏教信仰の空間)を日常的に使用し、宗教的雰囲気(音楽・仏像・装飾・礼拝)の中につねに身を置くように配慮する。

6いうところの〝ビハーラ〟的雰囲気は、知的な理解のレベルではなくして、情感的・開放的気遣いによって培われる。日常のスタッフの態度と言葉が一番大切であることを銘記すべきである。

〈システム〉

1ビハーラの中枢に〝連携システム〟を置く。連携によってスタッフ相互のコンサルテイションが可能になり、各々の役割が確実に、そして円滑に遂行される。

2所内のカンファレンスを行なう。ケア提供者の自己研鑽はもとより、ケアに関する評価と問題点、情報と意見の交換、調整などを厭わずに話し合う機会を多く持ち、相互の意思の疎通をはかる。ビハーラ僧がその潤滑油となることが期待される。

3したがってビハーラ僧は、一方でケア提供スタッフ間の調整と、いま一方でケア対象者への世話に必要な専門的技術を身につけた者でなければならない。

参考文献

奈良道隆「仏教は医療にかかわれるか?」『京都仏教青年会第三回活動報告書』一九八八年三月、一〇―三〇頁。

あとがき

医療技術の進歩と高齢化社会の到来によってますます問題化してきた終末看護について、仏教的叡智を介して対応できる取り組を模索提示し、それに従事しうる人材を養成してゆくことは、仏教界の今日的課題の一つである。そうした時代の要請を踏まえて、昭和六十一年（一九八六）以降、文部省科学研究費や私学振興財団研究費の補助を受けながら、佛教大学内に「仏教とターミナル・ケアに関する研究」班が組織され、四期九年に及ぶ共同研究が行なわれてきた。その成果をまとめたのが、仏教とターミナル・ケアの研究会代表水谷幸正編『仏教とターミナル・ケア』（法藏館、一九九六）であり、本書はそれを抜枠抄出したものである。その母胎となった共同研究の目的と経緯については、右の著書の編者である水谷幸正先生の「まえがき」と、藤本浄彦先生の「あとがき」に記されている。今後もこのような取り組が縁となって、日本の土壌の中に生と死を共に考え、共に生きる教育が定着してゆくことを願うものである。最後にこの出版に格別のご配慮を下さった法藏館社長西村明高氏と編集の戸城三千代氏に深厚の御礼を申し上げたい。

二〇一三年二月

藤堂俊英

執筆者紹介（掲載順）

藤堂俊英（とうどう　としひで）　一九四七年和歌山県生まれ。
現在：佛教大学教授。専門：浄土教思想。論文：「念死念仏」（『浄土宗学研究』第27号）、「生の絆・縁の絆・家族の絆」（日本佛教学会編『家族のあり方と佛教』平楽寺書店）、「生命と食―仏教食育論―」（佛教大学国際学術研究叢書1、思文閣出版）その他。

久下　陞（くげ　のぼる）　一九二〇年兵庫県生まれ。二〇〇三年逝去。
元佛教大学教授。専門：仏教思想・仏教史学。著書：『唐沙門法空撰「一乗仏性権實論」の研究』（隆文館）、『恵心僧都絵詞伝の研究』（隆文館）、論文：「一乗要決における法宝の佛性論」、「中日両国に亘る佛性論の研究」その他。

伊藤真宏（いとう　しんこう）　一九六四年兵庫県生まれ。
現在：佛教大学准教授。専門：浄土学・日本仏教文化史。著書：『法然上人のお歌』（浄土宗出版）、論文：「日本仏教における和讃の役割」（『印度学仏教学研究』40の2）、「法然上人と臨終行儀」（『法然上人研究』4号）、「法然上人と正如房」（『宇高先生古稀記念　歴史と佛教』）その他。

笹田教彰（ささだ　きょうしょう）　一九五六年大阪生まれ。
現在：佛教大学教授。専門：日本仏教思想史。論文：「宿業をめぐる冥と顕」（『冥顕論―日本人の精神史』法藏館）、「無住国師の生死観―『沙石集』を中心に―」（『日本佛教學會年報』75号）、「『沙石集』の一考察」（『佛教大学文学部論集』93号）、「平安浄土教の一考察―発菩提心をめぐって―」（『浄土学佛教学論叢』山喜房佛書林）、「平安後期浄土教の一考察」（『佛教大学文学部論集』88号）。

藤本浄彦（ふじもと　きよひこ）　一九四四年山口県生まれ。
現在：佛教大学教授。専門：浄土教思想・宗教哲学。著書：『実存的宗教論の研究』（平楽寺書店）、『法然浄土教の宗教思想』（平楽寺書店）、『〈いのち〉へのめざめ―生き方としての浄土教―』（浄土宗出版室）、『法然―日本人のこころの言葉―』（創元社）その他。

荒瀬真水（あらせ　しんすい）　一九六一年広島県生まれ。
現在：浄土真宗本願寺派永明寺住職。専門：仏教学。論文：「臨終についての研究」（修士論文）。

水谷幸正（みずたに　こうしょう）　一九二八年三重県生まれ。
現在：学校法人佛教教育学園相談役。専門：大乗仏教思想。著書：『仏教概論』（佛教大学）、『善導大師の本意』（浄土宗）、『仏教入門』（東方出版）、『仏教を知る』（浄土宗出版室）、『仏教思想と浄土教』（思文閣出版）、『仏教・共生・福祉』（思文閣出版）その他多数。

雲井昭善（くもい　しょうぜん）　一九一五年大阪府生まれ。
現在：大谷大学名誉教授。専門：インド学・仏教学。著書：『仏教興起時代の思想研究』（平楽寺書店）、『巴和小辞典』（法藏館）、『仏教の伝説』（春秋社）、『未来のほとけ』（創教出版社）、その他多数。

山口信治（やまぐち　しんじ）　一九三六年福島県生まれ。元佛教大学教授。専門：老年社会学・家族社会学、著書：『老いにゆらぐ家族』（ミネルヴァ書房）、『孤独な老人―マージナルマンを追って―』（晃洋書房）、『わが国における戦後の家族機能の動向』（佛教大学通信教育部テキスト）、共著：「いのちを想う」（『生きるということ』サンライズ印刷出版部）。

仏教と看護

二〇一三年四月三〇日　初版第一刷発行

編　者　藤本浄彦・藤堂俊英
発行者　西村明高
発行所　株式会社法藏館
京都市下京区正面通烏丸東入
郵便番号　六〇〇-八一五三
電話　〇七五-三四三-〇〇三〇（編集）
〇七五-三四三-五六五六（営業）

装幀　名子デザイン事務所
印刷・製本　亜細亜印刷株式会社

ISBN 978-4-8318-5619-7 C3047

臨床現場の死生学　関係性にみる生と死　佐々木恵雲著　三、八〇〇円

いのちのゆくえ　医療のゆくえ　佐々木恵雲著　一、〇〇〇円

ブッダのターミナルケア　吉元信行著　一、三〇〇円

増補決定版　脳死の人　生命学の視点から　森岡正博著　二、四〇〇円

生と死のケアを考える　カール・ベッカー編　二、八〇〇円

生死の仏教学　「人間の尊厳」とその応用　木村文輝著　二、四〇〇円

仏教とビハーラ運動　死生学入門　田代俊孝著　二、六〇〇円

親鸞の生と死〈増補新版〉　デス・エデュケーションの立場から　田代俊孝著　四、三〇〇円

仏教と医療・福祉の近代史　中西直樹著　二、六〇〇円

シンポジウム　東西の死生観　佛教大学総合研究所編　二、八一六円

法藏館　（価格は税別）